VIVENCIANDO A GESTAÇÃO NA PISCINA

Exercício Físico e Bem-Estar

VIVENCIANDO A GESTAÇÃO NA PISCINA

Exercício Físico e Bem-Estar

Fabiana Pomin

Para minhas alunas gestantes e a relação que estabelecemos: estreita, constante e finita, e, portanto, intensa.

Sumário

Agradecimentos

Agradeço a Adelmo Carlos Ciqueira Silva pela paciência e esmero na elaboração da capa; a Dayany Anaile pelo desenvolvimento das ilustrações; a Blandine Calais-Germain por autorizar a utilização de imagens de uma obra sua; e a Elisabeth Rose Dubiella pela elaboração da ficha catalográfica.

Apresentação

A gestação compreende um período de mudanças rápidas, intensidade emocional, alegrias, temores, descobertas e adaptações. A manutenção de um estilo de vida ativo auxilia a gestante não só a desfrutar mais do período de gravidez e evitar e/ou minimizar os desconfortos que possa derivar desse período, mas também a vincula com o estado no qual se encontra sem que se desconecte de si mesma enquanto mulher.

Tratando-se da prática de exercício físico pela gestante, o profissional que deseje participar desse processo deve estar apto a atuar considerando os diversos aspectos que permeiam esse período: aspectos físicos, adaptações fisiológicas, mudanças hormonais, estado emocional, etc. São diversos fatores que devem ser considerados e articulados no desenvolvimento do programa de exercícios da mulher gestante.

Neste livro é apresentada uma proposta sistemática de atuação, que faz uso de estratégias diversificadas, promovendo, ainda, reflexão e orientação de construção de um processo que considera todos os aspectos que envolvem a gestante.

A proposta está planejada de modo a garantir uma vivência prazerosa e benéfica para a aluna, apoiando o professor e oferecendo sugestões de intervenção em diversas situações que estão e/ou podem estar involucradas ao período gestacional.

Este livro tem o objetivo de orientar o caminho a ser percorrido pelo professor. Oferece definições e contextualizações, indicando os meios pelos quais o professor pode, com autonomia e criticidade, desenvolver seu trabalho. Sem pretender engessar a atuação, a obra oferece ao professor que atuará com gestantes, embasamento teórico, estímulo e reflexão para sua prática.

Iniciaremos abordando, no Capítulo I, a fundamentação do programa de atividades aquáticas para gestantes: os benefícios da prática de exercício físico nesse período, as vantagens dessa prática ser realizada em ambiente aquático, os objetivos do programa, o momento idôneo da gestante iniciar as atividades, a necessidade de especificidade para atuar com esse público e as limitações da prática.

No Capítulo II, trataremos do trabalho dos músculos pubococcígeos, ou seja, da musculatura do assoalho pélvico, importante para auxiliar o parto e, depois do alumbramento, recuperar-se para não afetar a saúde da mulher, com situações patológicas como por exemplo, a incontinência urinária. Outro artifício de grande importância é manter uma boa mobilidade da pelve por meio da realização da "báscula pélvica", ou seja, o movimento de anteroversão (inclinação anterior) e retroversão (inclinação posterior) da pelve, garantindo a correta distribuição de peso e menor restrição nos movimentos que envolvem a coluna. O fortalecimento da musculatura abdominal também adquire grande importância nesse processo, evitando a diástase abdominal e acelerando o processo de recuperação no pós-parto.

No Capítulo III destacaremos alguns aspectos relacionados ao período gestacional e que devem ser considerados em um programa de exercícios, como a síndrome hipotensiva supina, o tampão mucoso, as recomendações em função do período gestacional, o parto, a educação maternal, o puerpério e a interrupção involuntária da gravidez. Estes temas não pretendem ser abordados até o esgotamento, objetivando tão somente situar o profissional e prepara-lo para algumas situações que podem vir a exigir maior pesquisa.

Por sua vez, o Capítulo IV aborda a temporização, a estrutura das sessões, a periodização, as indicações para a instalação que acolherá a atividade, sugestões de materiais, e uma proposta de ficha de identificação e acompanhamento da gestante.

No Capítulo V será apresentada a contextualização das aulas de atividades aquáticas destinadas às gestantes, falando sobre os exercícios de condicionamento físico e específicos, alongamento e relaxamento; assim como, serão disponibilizados planos de aula, considerando todos os temas anteriormente abordados.

Por fim, no Capítulo VI, falaremos dos exercícios nos últimos dias de gestação, na possibilidade e benefícios da introdução de movimentos da Dança do Ventre, e na inclusão do pai ou familiar do bebê nas aulas especiais.

Boa leitura e boa prática!

Introdução

A atividade física é um elemento de acentuada influência no bem-estar integral do ser humano, outorgando condição física adequada, equilíbrio psicológico e interações sociais enriquecedoras. No caso das gestantes, as relações sociais podem ser realmente intensas, pelo fato de que estão compartilhando uma experiência ímpar em suas vidas.

Este público cria a necessidade do desenvolvimento de programas específicos de exercício físico por tratar-se de um coletivo pequeno, restrito, que durante uma fase temporalmente definida da vida apresentará condições físicas, fisiológicas e psicológicas bastante específicas. Grandes e rápidas mudanças e uma maior sensibilidade emocional, tornam importante que estas mulheres tenham a opção de participar de um programa que atenda às suas necessidades particulares, estando destinado exclusivamente a elas.

Assim, a água se apresenta como um meio ótimo para a gestante, envolvendo-a e garantindo segurança (já que evita quedas e golpes), permitindo que se movimente de forma efetiva e prazerosa (pela redução do peso do corpo pelo efeito da flutuação e pela eliminação da sobrecarga sobre as articulações), de maneira que as atividades aquáticas se apresentam como excelente opção.

As sessões desenvolvidas durante as aulas de atividades aquáticas para gestantes não se limitam a prática da natação, mas sim, são enriquecidas por jogos, danças, exercícios específicos e terapêuticos, relaxação, etc. De forma que serão exploradas as infinitas possibilidades de ação motriz que oferece o meio aquático, principalmente se são utilizados materiais diversos, desenvolvidos para o meio aquático ou adaptados, que complementam e diversificam a atividade, atendendo às necessidades, interesses e possibilidades específicas do coletivo, sem deixar de ter em conta o fator motivacional, e que cada mulher vive a experiência da gestação de uma forma particular.

Assim, as atividades aquáticas se apresentam como um complemento ao cuidado durante a gestação, uma alternativa saudável para todas as mulheres que desejem vivenciar este período na piscina, desfrutando dos prazeres e benefícios da água.

Capítulo 1: Especificidades do programa de atividades aquáticas para gestantes

A atividade física orientada no período gestacional deve atender às necessidades específicas das mulheres que se encontram vivenciando esta experiência, assim como, deve atender às suas expectativas.

> É importante satisfazer a aluna.

1.1. Por que praticar atividade física durante a gestação?

- Manutenção e melhoria da saúde e bem-estar;

- Benefícios fisiológicos, motores e estéticos ao corpo;

- Reforço da parede abdominal favorecendo a expulsão no trabalho de parto;

- Prevenção da separação dos músculos abdominais;

- Diminuição da curva lombar causada pelo aumento do volume do abdome;

- Alongamento e relaxamento dos músculos das tensões;

- Fortalecimento dos músculos dos braços e pernas;

- Melhoria do sono;

- Ativação da motilidade do trato digestivo que em geral se reduz na gestante, favorecendo a aparição da prisão de ventre e de gazes;

- Melhoria da consciência corporal;

- Estímulo da circulação;

- Melhoria da respiração (melhorando a oxigenação do bebê);

- Diminuição da possibilidade de desenvolver diabetes gestacional;

- Manutenção do equilíbrio psíquico;

- Aumento do autoconceito e autoestima;

- Redução da ansiedade;

- Ampliação das relações sociais;

- O grupo oferece: apoio mútuo, intercâmbio de experiências, apoio

e novas amizades;

- Prazer.

1.2. Por que praticar atividade física AQUÁTICA durante a gestação?

- O ambiente aquático ocasiona a diminuição do peso do corpo, facilitando a mobilidade e evitando sobrecargas articulares;

- A água forma em tono do corpo submergido uma espécie de colchão dinâmico que limita a velocidade dos movimentos e impede quedas e golpes;

- Estando a mulher em posição vertical, os membros inferiores são submetidos a uma maior pressão (pressão que diminui à medida que ascende por diminuir o volume de água), gerando um efeito como o exercido pelas meias de compressão, auxiliando no retorno da circulação venosa, atuando assim na prevenção das varizes, evitando o inchaço dos tornozelos, a sensação de pernas cansadas, etc.

- A micromassagem produzida pela água gera sensações agradáveis e de efeito relaxante;

- A imersão na água tem efeitos sobre a pressão arterial, que na água morna tende a descender, favorecendo uma agradável sensação de cansaço;

- O gasto energético produzido pelo movimento no meio aquático é maior que nas atividades em seco;

- O metabolismo geral se incrementa pelo efeito da temperatura, afetando as demandas de oxigênio e aumentando a frequência cardíaca e respiratória.

1.3. Objetivos do programa de atividades aquáticas para gestantes

Os objetivos do programa de atividades aquáticas dirigidas para a gestante são:

- Proporcionar ou manter a melhor condição física geral e o bem-estar com segurança para a gestante e o feto;

- Permitir a manutenção do nível de condição física nas mulheres que já praticavam atividade física, e ajudar a adquirir hábitos de prática física saudável nas mulheres que não se exercitavam habitualmente;

- Adquirir confiança através do conhecimento e domínio do próprio corpo, que contribui a afrontar o parto;

- Alcançar níveis adequados de resistência, força e flexibilidade, atendendo as necessidades específicas da gestação: postura, elasticidade e tônus da musculatura mais solicitada (músculos da pelve, abdominais e lombodorsal);

- Proporcionar domínio das habilidades aquáticas básicas e específicas;

- Oportunizar o aprendizado de técnicas de relaxação e respiração (bem-estar mental, maior eficácia do trabalho físico, correta oxigenação do corpo, equilíbrio dos níveis de stress, e controle de contração/relaxação das diferentes partes corporais, muito importante para o momento do parto).

1.4. Quando a gestante deve iniciar no programa de atividades aquáticas?

Mulheres com boa condição física e praticantes de exercício físico previamente à gravidez apresentam diferenças em relação às mulheres sedentárias.

Ás mulheres que já mantinham uma rotina de treinamento se recomenda o ingresso no grupo a partir do segundo trimestre da gestação, pois as características da gestante de primeiro trimestre diferem muito pouco da mulher adulta não gestante (salvo em casos muito concretos que requerem atenção especial), assim que, ela pode manter seu treinamento habitual.

Ás gestantes que vem de uma condição sedentária se indica que esperem o final do primeiro trimestre. Durante este período a fixação do feto no útero ainda está em processo, não se recomendando esforços ou impacto com as quais a mulher não esteja habituada, para que não se faça uma interferência nesse processo, ocasionando a expulsão involuntária do feto.

1.5. Adaptações da atividade

A gestante passará por uma constante modificação do equilíbrio, já que o volume crescente do abdômen modificará a capacidade do tórax e junto com o aumento de volume e peso, desloca o centro de gravidade (e o centro de flutuação). As contínuas readaptações se fazem quase sem que a gestante se dê conta, como acontece fora da água.

1.6. Limitações

Os fatores de risco da atividade física na gestação costumam ocorrer não pelo fato das mulheres estarem grávidas, mas sim, por se tratarem de mulheres que nunca praticaram exercício de forma contínua e começam agora, iniciando uma atividade sem estarem preparadas para uma prática regular. Por isso é tão importante que antes de iniciar o programa elas conversem com o obstetra, que as encaminhará a exames complementares se julgar necessário, para considerá-las apta para a prática da atividade física, emitindo um atestado onde conste seu estado favorável para iniciar no programa.

Isso pretende garantir a prática segura da gestante, e também, dar suporte ao Professor de Educação Física que dará as aulas, e que não tem entre suas competências fazer o diagnóstico clínico da futura mamãe.

> **Atestado médico garantindo a aptidão da aluna para a prática de exercício físico.**

Ainda é importante ressaltar que o estado de ansiedade que pode ocasionar o medo de água que sentem algumas pessoas elimina por completo a possibilidade de adaptar a sua resposta de forma eficaz, provocando experiências negativas que reforçam a percepção do meio aquático como um ambiente perigoso e nocivo. Tendo em conta a brevidade do período de gestação e, especificamente a duração real de um programa de atividades aquáticas para gestantes, não é esse o momento para tentar enfrentar estes casos de hidrofobia. Sugerindo-se assim, que a gestante opte por uma atividade em que se encontre mais cômoda.

Existe ainda o inconveniente de a água poder eventualmente funcionar como agente contaminante. Por isso, é importante que a aluna seja orientada quanto a alguns hábitos de higiene que garantirão sua saúde e bem-estar:

> **Ducha antes e depois da piscina.**
> **Urinar antes, e se necessário, durante a aula (retirando-se da piscina para tanto).**
> **Extremar cuidados com as prendas utilizadas na piscina (lavar o maiô/biquíni e a toalha depois de cada aula).**

Capítulo 2: Especificidades anatômicas – assoalho pélvico e abdômen

Toda mulher tem de forma individualizada um limite ósseo, que no parto pode ser ajudado pelo tônus e flexibilidade musculares. Durante a gestação a área deve ser trabalhada para que a mulher possa aprender a relaxá-la, e depois, para recuperá-la.

Da mesma forma que a musculatura do períneo se vê grandemente involucrada durante o período gestacional, a musculatura abdominal também será muito exigida.

Adquirem grande importância os músculos: transverso abdominal, oblíquo interno, multífidos e diafragma como estabilizadores, auxiliando no processo de reverter e evitar as dores lombares, que possuem uma incidência de 68,6% em mulheres norte-americanas (WANG et al., 2005) e de 80% entre as brasileiras (MARTINS; SILVA, 2005).

Por sua vez, os músculos retos abdominais sofrerão grande estiramento pelo aumento do volume do útero que pode ocasionar a separação dos feixes destes músculos, causando a diástase dos músculos retos abdominais (DMRA). Segundo Leite e Araújo (2012, p. 390) colocam que:

> Esta condição pode ser observada inicialmente no segundo trimestre de gestação, tendo uma incidência maior nos três últimos meses, em virtude do volume

abdominal maior, assim como no pós-parto. A diástase é dita fisiológica, quando se apresenta com mais ou menos 3 cm. Com esse grau de diástase, há retorno espontâneo às condições pré-gravídicas, sem complicações.

A DMRA pode manter-se após o parto se não houver nenhuma intervenção, ocasionando problemas como dor lombar, flacidez abdominal e hérnia. Também é necessário observar essa condição dado que o trabalho da musculatura abdominal varia na gestante que apresenta esse quadro clínico, e na que não.

2.1. Trabalho dos Músculos Pubococcígeos

Durante a gestação a mulher será orientada a localizar e diferenciar os orifícios (ânus, vagina e uretra), com o objetivo de que relaxe a musculatura que possa ajudar no parto mantendo isolada, dentro do possível, a musculatura que não atua e que pode ser lesada no caso de forçada indevidamente.

É um desafio fazer com que a mulher localize e diferencie os três orifícios citados. A grande maioria desconhece sua anatomia e tem dificuldade para fazer este reconhecimento.

De maneira dicotômica, ao mesmo tempo em que a mídia expõe a nudez e os corpos femininos de maneira corriqueira, inibe a mulher a explorá-lo, experimentando e descobrindo suas potencialidades. O corpo passa a ser de outrem, e nessa confusão entre o banal e público e o íntimo e sagrado, a dificuldade observada entre as mulheres para que localizem a própria vagina é assustadora.

A gestação acaba sendo um momento em que as mulheres encaram o tema com mais naturalidade, por desvincularem da "mulher" e associá-lo à "mãe" (o bem do bebê muda o contexto do tema e o torna aceitável). Aproveitemos isso!

Uma sugestão de processo é a seguinte:

1º - Mostrar ao grupo a Figura 1 explicando que os quatro ossos (sacro, ílio, ísquio e púbis) se articulam entre si formando a pelve, estimulando em seguida a auto localização das estruturas especificadas mediante o tato.

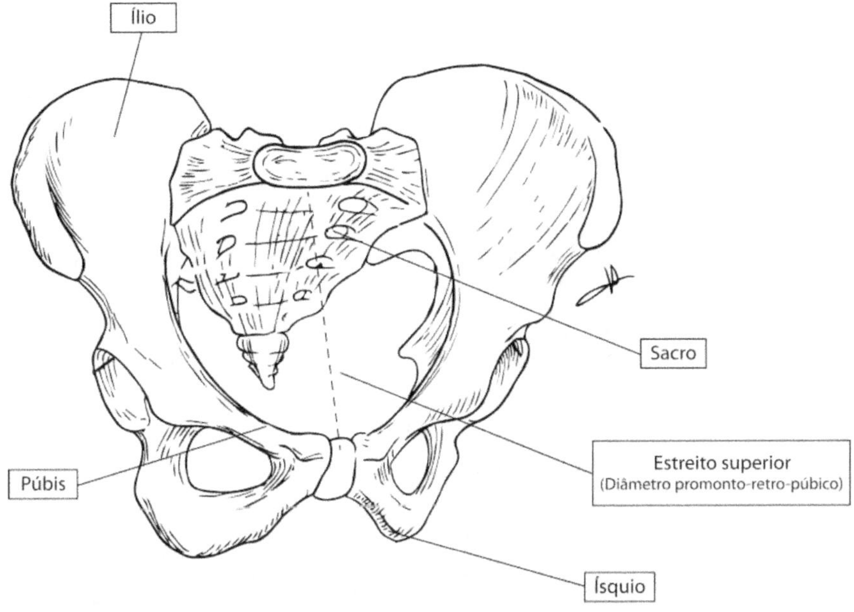

Figura 1. Ossos que compõe a pelve.

2º - Preferencialmente em posição sentada, com previa observação da Figura 2, apoiando as duas mãos nas cristas ilíacas e sentindo o contato dos dois ísquios no apoio (banco, cadeira, degrau da piscina, etc.), sentir a dimensão na altura da própria pelve, e sua forma de funil.

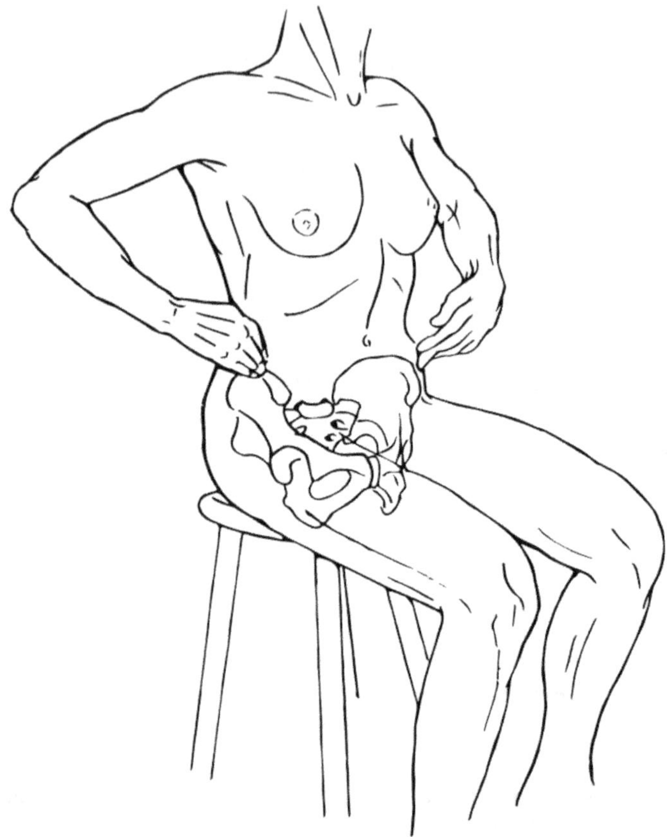

Figura 2. Localização da pelve.

3º - Explicar a divisão da musculatura em superior e inferior, e assim, a necessidade do trabalho do assoalho pélvico, oferecendo a visualização da Figura 3.

O estreito superior (delimitado posteriormente pelo promontório e asas do sacro; lateralmente pelas linhas e eminências ileopectíneas; e anteriormente pela margem superior da pube e sínfise púbica) em uma pessoa em posição vertical é como um círculo mais alto atrás que na frente. É a primeira barreira óssea materna que o feto deve franquear. Diz-se então que "encaixou" na pelve, e a partir desse momento, a cabeça, até agora livre de movimentos, deverá atravessar um caminho muito mais estreito: a pelve menor.

Quanto maior seja a amplitude do estreito superior, melhor poderá atravessar o bebê. Se for pequena, exigirá uma separação exagerada das articulações da pelve materna.

As dimensões do estreito superior não estão necessariamente relacionadas com a forma em conjunto da pelve: existem pelves com asas ilíacas largas (que dão a aparência de pelve "grande"), mas com um estreito superior pequeno, e também o inverso (CALAIS-GERMAIN, 2012).

O estreito superior divide a pelve em duas partes: pelve maior e pelve menor. A primeira, acima, compreende as vísceras do abdome contidas no peritônio (membrana que envolve a maioria das vísceras abdominais); e a pelve menor, abaixo, contém as vísceras mais baixas do abdome, na mulher: bexiga, útero e reto, vísceras estas, que são sustentadas pelos músculos chamados assoalho pélvico (SOBOTTA, 2013).

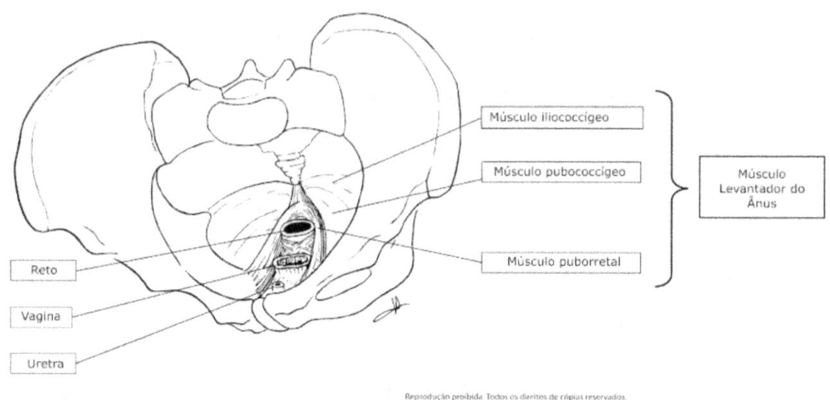

Figura 3. Músculos do plano profundo do assoalho pélvico.

4º - Depois de observar a Figura 4, praticar o exercício em posição horizontal (em flutuação); de pé; em posição sentada.

A musculatura do períneo está dividida em músculos que correspondem aos orifícios e ao assoalho pélvico. Os primeiros se referem aos esfíncteres da uretra e do ânus, músculos do reto e os pilares da vagina. O assoalho pélvico se dispõe em dois níveis, um superficial e outro profundo, tendo a missão de sustentar as vísceras da pele menor (SOBOTTA, 2013).

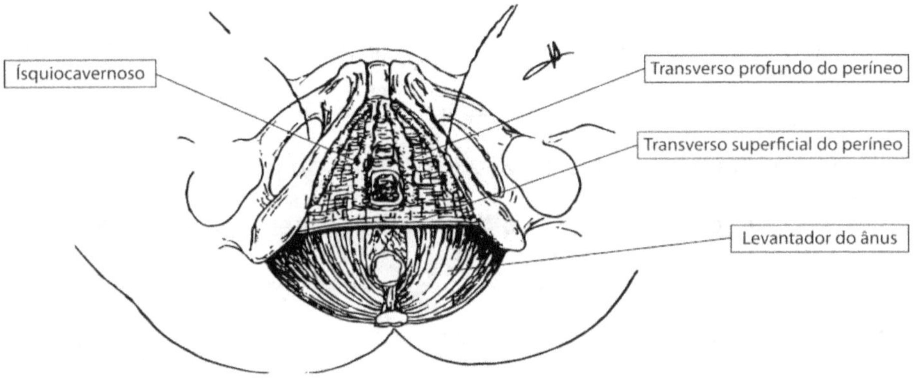

Figura 4. Músculos do plano profundo do assoalho pélvico.

5º Por último, distribuir fotocópias individuais "Músculos do assoalho pélvico superficial" (Figura 5), com a "tarefa de casa" de observá-las.

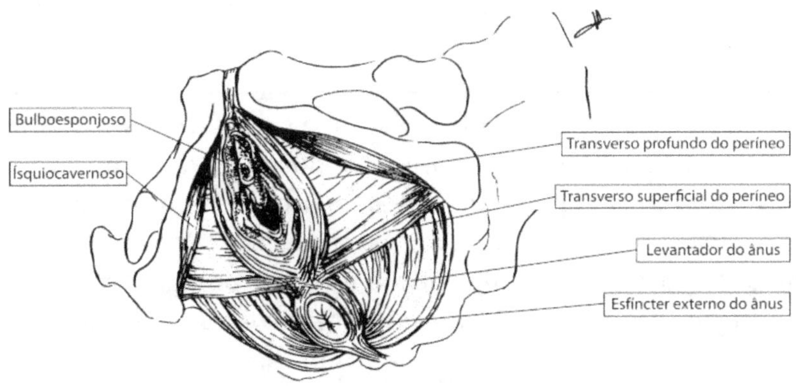

Figura 5. Músculos do assoalho pélvico superficial.

Depois do parto, a mulher deve ser estimulada a praticar exercícios de fortalecimento da região, que auxiliarão o retorno do corpo ao estágio prévio à gestação, e que garantirão uma musculatura vaginal inclusive mais forte que antes do processo, garantindo a saúde ginecológica e sexual da recém-mamãe. (Ver anexo 2).

2.2. Báscula Pélvica

Com a modificação da estrutura anatômica da mulher pelo aumento do volume abdominal os discos intervertebrais se verão submetidos a uma grande pressão, especialmente na região lombar. Para evitar o comprometimento da estrutura dos mesmos, assim como, uma desestruturalização da coluna, a descompressão lombar por meio da realização da báscula pélvica minimiza dores e evita que a descompensação traga consequências que se prolonguem além da fase gestacional.

> Para o trabalho de controle corporal e correção postural é fundamental que a aluna adquira uma noção clara da posição da pelve e da coluna, pelo que, é necessário insistir na **báscula pélvica**. Este exercício consiste em realizar movimentos de <u>introversão pélvica</u>, retificando a lordose lombar e ativando a contração abdominal. O que se pretende é que a gestante não se relaxe deixando que o aumento progressivo do peso e volume do abdome seja suportado praticamente pela coluna lombar.

Entre os exercícios e movimentos utilizados para a prática da báscula pélvica está a Dança do Ventre, que será abordada mais à frente.

2.3. Trabalho dos Músculos Abdominais

Como vimos, a tensão e alongamento multidirecional gera o afastamento dos feixes do reto abdominal e da linha alba (região que conecta as bainhas dos retos), podendo causar a diástase dos músculos retos abdominais (DMRA). Segundo Silva, Lemos e Oliveira (2019) se a DMRA não ocorrer durante a gestação, pode se desenvolver durante o segundo estágio do trabalho de parto, particularmente se a parturiente prender muito a respiração ao fazer força para expulsar o bebê que acaba sendo direcionado em direção à parede abdominal.

> Durante a gestação com o crescimento do volume abdominal, há um aumento em torno de 115% no comprimento da musculatura abdominal na 38ª semana. O músculo é um tecido muito adaptável e, quando submetido a um alongamento constante por período superior a três semanas, inicia um processo de adição de sarcômeros à fibra, ajustando-se ao novo comprimento muscular e possibilitando que mantenha sua máxima tensão (GOMES, 2011, s/p).

A ação da relaxina e outros hormônios no corpo da mulher gestante causa, entre outros efeitos, o relaxamento dos tecidos conectivos, pensados na preparação dos ligamentos, articulações e aponeuroses para o crescimento uterino e o parto, fazendo com que a linha alba fique fragilizada. Uma musculatura forte antes do período gestacional (e por consequência aponeurose e linha alba fortes) diminua a incidência (MESQUITA; MACHADO e ANDRADE, 1999), assim como, auxilie no retorno ao estado prévio à gestação.

Noble (1982) coloca que se a diástase for de até dois dedos (aproximadamente 3 centímetros), os exercícios abdominais apresentam resultado rapidamente, mas se for maior que isso, devem ser evitados os exercícios de flexão lateral e rotação, até que este espaço seja diminuído, sob o risco de aumentá-lo.

Até os quatro meses, quando ainda não existe tração das fáscias, se recomenda o fortalecimento da musculatura abdominal. Depois, a ativação do centro, que pode ser feita através dos membros inferiores.

Capítulo 3: Especificidades da gestação involucradas no programa de exercícios

As alterações metabólicas e hormonais que acontecem durante a gestação modificam a resposta ao exercício físico, que, precisa estar adaptado considerando-as em todo momento.

Citamos como modificações anatômicas do período gestacional o aumento gradual do peso corporal (em média, entre 9 e 12 quilos até o fim da gestação), que associado às alterações morfofuncionais aumentam a sobrecarga articular, podendo causar dores musculares, especialmente na região da coluna e do sacro. Também destacamos o aumento da elasticidade ligamentar (que prepara o corpo para o parto, mas que pode ocasionar lesões, visto que o aumento da amplitude articular não está necessariamente acompanhado de maior elasticidade muscular.

3.1. Síndrome hipotensiva supina

Causada pela permanência prolongada da gestante em posição supina.

<table>
<tr><td>

Síndrome Hipotensiva Supina

Ocorrência exclusiva do período gestacional, se apresenta quando a mulher adota a posição decúbito dorsal, ocasionando queda progressiva da tensão arterial, taquicardia, ocasionalmente seguida de bradicardia e sintomas como dispneia, palidez, sudorese, desconforto ou dor epigástrica, náuseas e, em alguns casos lipotimia (desmaio) (REZENDE, 2011).

</td></tr>
</table>

3.2. Tampão mucoso X 9º Mês

A rolha de Schroeder ou tampão mucoso é o acúmulo do muco produzido no colo do útero durante o período de gestação, que tem por função vedar a entrada no útero de bactérias ou outros corpos estranhos que possam afetar o bebê (ARAÚJO; REIS, 2012).

Possui aspecto de catarro ou de clara de ovo, podendo ter coloração esbranquiçada, rosa, marrom ou vermelha. Pode ainda conter traços de sangue.

Com o início do processo de dilação do colo do útero o tampão é eliminado, indicando a iminência do parto. Em algumas mulheres a eliminação pode passar despercebida por fazer-se pouco a pouco, em outras pode se dar só no momento do parto.

A relação com a atividade aquática se dá devido a que alguns profissionais consideram que depois da eliminação do tampão aumenta de maneira considerável o risco de a gestante contrair alguma bactéria ou doença. Mesmo nos casos em que a gestante percebeu claramente a eliminação do tampão, é uma questão de avaliar problema X benefício.

No final da gestação a mulher se sente pesada, desfrutando muito da sensação encontrada na água.

Ainda que a água seja um agente contaminante, a piscina está supervisionada pela sanidade, a água é tratada com agentes químicos, e a mulher cuida da sua higiene, lavando o maiô e a toalha a cada vez que vai à piscina. E ainda existe a bolsa uterina como barreira para infecções.

3.3. Recomendações em função do período gestacional
Primeiro Trimestre

Embora se trate de um período de adaptação hormonal que pode gerar indisposição, como sonolência e enjoo, a mulher que já era ativa antes da gravidez pode manter o exercício físico ao que estava habituada, tendo apenas a precaução de manter a intensidade entre leve e moderada.

No caso de sedentarismo prévio ao período gestacional, recomenda-se aguardar a 12ª semana para iniciar um programa de exercícios (NASCIMENTO et al., 2014).

Mas em ambos os casos, é importante a liberação do médico que acompanha a gravidez para o início da prática.

O exercício **aeróbico** deve ser adaptado na gestante que era ativa, diminuindo a frequência, duração e intensidade, mantendo-a entre leve e moderada,

Os **alongamentos** e **mobilizações articulares** podem ser praticados sem restrições (desde que observada a já mencionada ação da relaxina sobre as articulações, que pode causar uma falsa sensação de aumento de flexibilidade muscular, conduzindo a lesões).

O trabalho de **força e resistência muscular** também é indicado, preferindo grandes grupos musculares, pouca carga e muitas repetições.

O **Assoalho pélvico** deve ser trabalhado diariamente.

O **relaxamento** também está indicado, tanto pelos benefícios físicos como pelo bem-estar mental proporcionado.

Segundo Trimestre

Período em que a gestante sedentária prévia à gestação inicia o programa de exercício físico.

Nascimento et al. (2014) colocam que a partir da 20ª semana é necessária a atenção para evitar a síndrome hipotensiva supina.

O exercício **aeróbico** segue sendo recomendado, mesmo que devam ser respeitadas as mesmas indicações para o primeiro trimestre gestacional.

Os **alongamentos** e **mobilizações articulares** podem ser praticados, mesmo que com precaução, especialmente a partir da 10ª semana, quando ocorre o pico de relaxina.

O trabalho de **força** e **resistência muscular**, do **assoalho pélvico** e o **relaxamento** seguem os mesmos conceitos oferecidos para o primeiro trimestre.

Terceiro Trimestre

Este é um trimestre de intenso processo adaptativo, no qual surgem os maiores desconfortos, como falta de ar e dificuldade para dormir, acentuando-se ainda a falta de regularidade da função intestinal, a necessidade de urinar com frequência, o inchaço em pés e pernas e as dores na região lombar.

Ainda que a caminhada também resulte um exercício **aeróbico** indicado, as atividades aquáticas adquirem especial interesse pelo aumento do peso corporal e das limitações na mobilidade da gestante.

Alongamentos, mobilização articular e relaxamento destinados à preparação do parto, e aumento do bem-estar.

Força

O trabalho de **assoalho pélvico** se destina a reforçar a auto localização dessa musculatura, da capacidade de mobilizá-la, concentrando o esforço necessário para o parto normal, assim como, no seu relaxamento, para contribuir com o processo expulsivo do bebê.

3.4. Parto

Segundo a Organização Mundial da Saúde (WHO, 1985) o parto natural é o processo que culmina a gestação e consta de três etapas:

- Dilatação: início de contrações uterinas rítmicas até a completa dilatação do colo do útero (10 – 12 horas em primíparas e 7 ou menos em multíparas);

- Expulsão (com colaboração da musculatura abdominal): nascimento do bebê (30 – 90 minutos em primíparas e 20 ou menos em multíparas);

- Dequitadura: expulsão da placenta e membranas associadas (entre 5 e 25 minutos).

3.4.1. Relações da prática de atividade física com o parto

A prática de atividade física durante a gestação NÃO garante um parto menos complicado (a educação maternal sim), mas SIM favorece a recuperação pós-parto.

Em revisão realizada por Silveira e Segre (2012) observou-se que três aspectos principais na relação entre atividade física e trabalho de parto: redução de partos prematuros e cesáreas, facilidade do trabalho de parto com melhor recuperação pós-parto e maior flexibilidade e tolerância à dor.

Testut e Latarjet (1983) também constataram um maior índice de partos normais entre praticantes de atividade física regular.

Quanto à diminuição de partos prematuros, Juhl et al. (2008) encontraram uma redução desta incidência de 40% entre as mulheres que se envolveram em algum tipo de exercício durante a gravidez, em comparação com as não praticantes.

Por sua vez, a American College of Obstetricians and Gynecologists (ACOG) recomenda a prática de 30 minutos ou mais de exercício físico de intensidade moderada na maioria dos dias durante todo a gestação (desde que não existam complicações médicas) (ARTAL; O'TOOLE, 2003).

3.5. Educação Maternal

Segundo a WHO (1985) a assistência pré-natal compreende todas as medidas que o profissional de saúde impõe ou recomenda à mulher durante a gestação e visa à estruturação completa e saudável do conceito, à proteção, à manutenção ou à melhora das condições de saúde materna no ciclo grávido puerperal.

Para tanto, utiliza-se de práticas educativas de informação às gestantes, para que elas entendam que a saúde, dependente tanto das condições de vida em geral como práticas individuais, necessitando o comprometimento e a responsabilidade de cada uma.

As ações podem incluir: conversas, exercícios de respiração, trabalho corporal para as gestantes, e opcionalmente, para o futuro papai, desenvolvendo o vínculo pai -mãe-bebê.

A atenção prestada a grupos cumpre o importante papel de se tornar um encontro de mulheres que estão passando pela mesma experiência, compartilham informações, inquietudes e alegrias. Lembrando que a socialização e a troca de experiência entre as gestantes também ocorrem nas aulas de atividades aquáticas!

3.6. Pós-Parto (Puerpério)

O puerpério é o período logo após o parto de duração aproximada de 60 dias, divide-se em três fases: imediato (do nascimento do bebê até 10 dias depois do parto), puerpério tardio (do 11º ao 40º dia após o parto), e remoto (41º ao 60º dia após o parto) (BACHA; REZENDE, 2001).

Útero

Processa-se a involução, reduzindo seu tamanho, sua vascularização e seu revestimento interno, passando dos 900g a 1kg que pesava no final da gestação, aos 25 a 90 gramas normais de uma mulher adulta (o tamanho do útero varia em função da idade da mulher e da paridade) (BACHA; REZENDE, 2001). Esse processo costuma ser acompanhado de contrações dolorosa, chamadas retortas, que podem acompanhar todo o puerpério.

Menstruação

O reestabelecimento do ciclo menstrual depende de vários fatores, destacando fundamentalmente a lactância, que tende a atrasá-lo.

Peso corporal

Durante os primeiros dias se perde entre ⅛ e um ⅙ do peso ganho durante a gestação. Os órgãos abdominais vão recuperando sua posição normal e o abdome seu estado, se os músculos mantêm os seus tônus.

Volume sanguíneo

Devido ao aumento do volume sanguíneo durante a gestação e das perdas sanguíneas durante o parto, haverá mudanças na pressão arterial, coagulação do sangue e na frequência cardíaca (BACHA; REZENDE, 2001).

Humor

Podem ocorrer mudanças no humor, como ansiedade, medo e depressão.

Ballone (2008) coloca que a depressão acomete de 10 a 15% das mulheres no pós-parto com maior incidência entre as mulheres mais jovens.

Segundo Higuti e Capocci (2003) o puerpério é uma fase marcada por um período rico e intenso de vivências emocionais: as transformações do corpo, as mudanças hormonais, a adaptação ao bebê, à amamentação, a nova vida, as noites mal dormidas, a carência afetiva, uma menor atenção à mãe e um menor apoio familiar e social nesse período de adaptação e de grandes exigências e todas as outras modificações, tornam a mulher mais vulnerável a desencadear um transtorno mental.

O tratamento médico da depressão pós-parto deve envolver, no mínimo, três tipos de cuidados: ginecológico, psiquiátrico e psicológico. Além da preocupação médica com o problema, são muito relevantes os cuidados sociais, comumente envolvidos com o desenvolvimento da depressão no período puerperal (BALLONE, 2008).

Retomada atividades

Após 40 dias do parto a mulher pode retomar por completo suas atividades rotineiras e habituais, incluída sua vida sexual e a prática de exercício físico. Porém, enquanto permaneça sem cicatrizar a possível episiotomia e continue o fluxo de lóquios (secreção vaginal que se produz depois do parto), a água da piscina pode ser um importante agente contaminante para a mãe.

No entanto, assim que se produza a revisão pós-parto (40 dias depois do parto), e o médico dê o seu consentimento, a mãe pode voltar para a piscina, onde se integraria em um grupo de adultos com um programa individualizado, orientado ao reestabelecimento dos níveis adequados da condição física, que deveria incluir exercícios específicos para as zonas do corpo mais implicadas pela gestação e pelo parto (assoalho pélvico, musculatura abdominal e coluna vertebral).

> → a inclusão do bebê no programa de exercícios pós-parto facilita a participação da mãe e estimula a lactância materna.

3.7. Interrupção Involuntária da Gravidez

Um tema delicado, mas que merece preparação para ser enfrentado. Algumas gestantes passarão pela triste experiência do aborto espontâneo.

De acordo com a WHO (2005) a expulsão natural do feto antes das 22 semanas de gravidez é classificada como aborto espontâneo, e o risco maior se dá até a 12ª semana de gestação. As causas são variadas, entre elas: anomalias cromossômicas, problemas no colo uterino, infecções e gravidez tardia.

Segundo Buss et al. (2006) 20,9% das gestações terminam em aborto espontâneo. Assim que a possibilidade do professor se encontrar com esta situação nas suas aulas é tristemente grande.

Esta experiência é muito difícil e negativa para a mulher, e pode influenciar o grupo. É necessário esclarecer as alunas sobre o tema e tranquilizá-las, assim como, oferecer apoio à mulher que perdeu o bebê, podendo, por exemplo, indicar grupos onde possa compartilhar a sua experiência e conhecer a história de outras mulheres que passaram pela mesma perda.

Alguns países possuem organizações de apoio aos pais de bebês falecidos durante ou depois da gestação. Por exemplo, na Espanha, existe a Umamanita (www.umamanita.es), em Portugal o Projecto Artémis (www.projectoartemis.pt), e no Brasil existem a página web Silêncio da Luz (www.silenciodaluz.com.br), grupos de Facebook como o Grupo de Apoio a Mães de Anjos e o Grupo de Perda Gestacional. Este último, oferece ainda a disponibilidade por WhatsApp (Mamães de Estrelas).

Dispor dessa informação conforme a região de atuação é de muita utilidade.

Capítulo 4: O programa de exercícios

Serão apresentadas agora algumas especificações sobre o desenvolvimento do programa de exercícios.

4.1. Estrutura das Sessões

A indicação inicial é de que as aulas tenham uma duração de quarenta e cinco minutos, com um mínimo de duas sessões semanais, e um número ideal de três, em dias alternados.

De qualquer maneira, se animará a gestante a realizar outro tipo de atividade aeróbica, como a bicicleta estática ou determinados exercícios ginásticos para aqueles dias em que não possa vir à aula na piscina, ou para complementar o programa no caso de que este não ofereça um número mínimo de sessões na semana.

4.2. Periodização

A estrutura das aulas terá caráter aberto, com um programa flexível, já que a relativa curta duração da gestação faz com que as participantes deste grupo se renovem continuamente.

4.3. Intensidade

Para controlar a intensidade das aulas, uma boa opção é ensinar as alunas a fazerem uso da **Percepção Subjetiva do Esforço (PSE)**. Baseada nas sensações experimentadas durante o exercício, inclui o aumento da frequência cardíaca, da respiração e da fatiga muscular.

A PSE (BORG, 1982) foi sugerida como um instrumento para quantificar a sensação de esforço gerada numa determinada tarefa física. Nesta interpretação, responderia à intensidade de exercício, ou mais especificamente ao estresse que ocorre sobre os sistemas fisiológicos periféricos, tais como os sistemas cardiopulmonar e muscular.

Porém, Pinheiro, Viana e Pires (2014), consideram a perspectiva de um modelo psicofisiológico, que defende que o exercício seja regulado pelo sistema nervoso central (SNC), sendo a PSE interpretada em um contexto no qual o esforço percebido no exercício seria gerado em estruturas cerebrais, e modulado por alterações fisiológicas na periferia do corpo seria, assim, marcadora de duração tolerável do exercício executado numa determinada intensidade.

Mesmo sendo uma variável menos objetiva e que suscita discrepâncias sobre sua regulação, a PSE não é menos relevante, resultando de grande utilidade para o professor, oferecendo uma boa estimativa do grau de esforço da aluna.

Durante a aula, a aluna pode usar a escala para atribuir números de como se sente com o esforço, aumentando ou diminuindo para uma zona de esforço moderado (ela deve conseguir falar enquanto faz o exercício). Essa percepção e ajuste da intensidade do exercício é desenvolvida com facilidade pelas alunas. Deve-se escolher um número, em uma escala de 6 a 20, que represente quão árduo está sendo o exercício, combinando as sensações e sentimentos de estresse físico, esforço e fadiga (ver Quadro 1).

6		
	7	Muito Facil
8		
	9	Facil
10		
	11	Relativamente Facil
12		
	13	Ligeiramente Cansativo
14		
	15	Cansativo
16		
	17	Muito Cansativo
18		
	19	Exaustivo
20		

Quadro 1. Escala de Borg (Escala de Percepção Subjetiva do Esforço)
Fonte: guia-fitness.com

4.4. Instalação

Em geral, as instalações apresentam ao menos duas piscinas, uma principal, com profundidade de 2 metros (atende a natação e ao polo aquático), com comprimento de 25 metros e largura conforme previsão de raias, e temperatura entre 25° e 28°.

E uma piscina de familiarização, com profundidade entre 0,75 m e 1,20 m, com dimensões conforme previsão de uso, e temperatura entre 27° e 31°. Esta é a mais indicada para as aulas com as gestantes.

4.5. Materiais necessários/Sugeridos

Materiais diversificados aumentam as possibilidades e a motivação das alunas, assim que, quanto mais variado melhor.

Como exemplo citamos: bolas, espaguetes, colchonetes, colete de cintura *Deep Runner*, luva para hidroginástica, caneleira em E.V.A, palmar para natação, halter em E.V.A., prancha, etc.

4.6. Ficha de identificação e de comentários com fotografia (ver Anexo 1).

Esta ficha irá conter informações sobre a mulher e a gestação, permitindo ao professor ter conhecimento e atender às especificidades de cada aluna, contribuindo ainda ao acompanhamento do processo.

Capítulo 5: As aulas

Em conformidade com o anteriormente exposto, as aulas de atividades aquáticas para gestantes objetivam proporcionar ou manter a melhor condição física geral e o bem-estar com segurança para a gestante e o feto; sendo para algumas um meio de dar continuidade à sua rotina de atividade física, e a outras, uma maneira de adquirir o hábito.

Por meio do programa, se pretende que a aluna alcance níveis adequados de resistência, força e flexibilidade, atendendo as necessidades específicas da gestação, e exercitando os músculos mais implicados no período gestacional, que são os músculos da pelve, os abdominais e os lombo dorsais.

> Assim, o foco estará nos exercícios de alongamento da musculatura lombar e flexora de quadril, e de tonificação dos músculos abdominais e dorsais.

Também se aconselha a prática de alongamento para a musculatura peitoral e cervical (dada a posição de anteroversão adotada pela cabeça para adaptar-se à nova posição corporal).

> As contrações que a gestante possa sentir só são problemáticas se são rítmicas e dolorosas.

5.1. CONTEÚDOS

As possibilidades de atividades na água são praticamente ilimitadas. Com planejamento, conhecimento e criatividade, o professor conduzirá as aulas segundo a dinâmica do grupo. Podem-se fazer desde simples passeios aquáticos, até complexas coreografias com música, passando por todo tipo de jogos e exercícios analíticos direcionados a atingir os objetivos da atividade.

> Partindo da premissa de que, mesmo que não seja necessário que as alunas saibam nadar, sim é imprescindível que tenham uma atitude positiva em relação à água, dado que uma aluna com medo vai participar da aula com ansiedade e tensão, algo totalmente oposto aos objetivos.

De qualquer maneira, devem ser consideradas as características particulares de todas as alunas, identificadas na entrevista prévia (quando é feito o preenchimento do Questionário de Início no Curso de Atividades Aquáticas para Gestantes – Anexo I), e mediante a supervisão da prática pelo ginecologista que atende a gestante.

Dentro dos 45 minutos de aula sugeridos, a indicação inicial é de que seja dividido da seguinte maneira: alongamento (5 minutos), aquecimento e exercício de condicionamento físico (10 minutos), exercícios específicos (20 minutos), e relaxamento (10 minutos). Ainda que, esta orientação inicial não deva engessar a atuação do professor. Ela pode se adaptar em função do objetivo principal da aula.

Os exercícios específicos podem contar com a repetição durante, 1, 2 ou 3 minutos, em função da cpacidade física da turma e do conforto das alunas.

De maneira específica, o conteúdo se divide da seguinte maneira:

1. Exercícios de aquecimento: preparam física e mentalmente para a atividade que será realizada;

2. Exercícios de condicionamento físico (resistência aeróbica): visam melhorar a resistência aeróbica da gestante através de nado contínuo, deslocamentos, jogos, circuitos, dança, atividades com música, etc.

> A aluna dever ser orientada constantemente a observar a percepção subjetiva do esforço (não passando de 140 BPM por minuto).

3. Exercícios específicos (força-resistência): atendem às necessidades específicas das partes do corpo mais exigidas pela gestação e pelo parto.

> O trabalho direcionado à correção postural ocupará um lugar importante, prévio à potencialização de qualquer outro grupo muscular em particular.

4. Alongamento/ flexibilidade: salvo o tronco que fica parcialmente imobilizado no plano sagital pelo volume do abdome, todos os exercícios tradicionais podem ser utilizados, alcançando a amplitude máxima e mantendo-a durante alguns segundos, tendo em conta que durante a gestação a estabilidade das articulações pode se ver reduzida pelo efeito das mudanças hormonais, pelo que, não é conveniente insistir na amplitude do movimento articular, e sim, buscar o alongamento dos grupos musculares que vão ser mobilizados.

5. Exercícios de respiração: trabalho de diferentes técnicas respiratórias.

6. Exercícios de relaxação: utilizando técnicas de músculo a mente em primeiro lugar e de mente a músculo uma vez dominada a anterior. É um momento também para que a gestante entre em contato com seu bebê, compartindo essa experiência com ele.

5.1.1. Exercícios Específicos

Não é necessário incrementar a carga dos exercícios porque o próprio processo da gestação já vai supor um aumento progressivo da mesma.

1. Controle corporal e correção postural: exercícios direcionados ao domínio do corpo na água e à tomada de consciência

da postura correta. Exercícios para prevenir as dores relacionadas com a sobrecarga da coluna vertebral, especialmente a região lombar.

2. Trabalho de assoalho pélvico: indicações e exercícios para estimular a toma de consciência de sua localização, dado que sua contração não produz movimento facilmente observável, resultando ser um trabalho particularmente difícil para a maioria das alunas. Durante a gestação, estas atividades estarão destinadas a localizar e relaxar esta musculatura, para facilitar o trabalho do parto e dar segurança e tranquilidade à mulher para este momento. Para o fortalecimento serão dadas indicações pertinentes para a prática a partir do puerpério.

5.1.2. Alongamento

Os exercícios de alongamento durante a gestação ajudam a aliviar a dor nas costas; aumentar a circulação sanguínea; diminuir o inchaço das pernas; e também são úteis para levar mais oxigênio para o bebê, ajudando-o a crescer saudável.

Uma aula de alongamento também ajuda no combate a prisão de ventre e a aliviar os gases, que são comuns neste período. Além disso, previnem lesões e dores musculares e ajudam a mulher a se preparar para o parto.

Nem todas as mulheres, incluídas as em estado de gestação, se sentem à vontade para estar de maiô ou biquíni fora da piscina realizando exercícios, assim que, embora os alongamentos "em seco" ofereçam algumas possibilidades que a piscina não permite, deve ser avaliado se para o grupo não resultará uma fonte de stress.

5.1.2.1. Relaxina

Para a realização do alongamento, é necessário ter em conta que a gestante está mais suscetível a distensões musculares por causa do hormônio relaxina, que permite ao útero dilatar-se, e também age em outros tecidos conjuntivos como as articulações.

A relaxina tem como efeito substituir o colágeno nos tecidos-alvo proporcionando maior extensibilidade e flexibilidade nas articulações (propiciando aos ossos pélvicos uma maior amplitude, visando à hora do parto); inibir da atividade do miométrio (a mais grossa das camadas que formam a parede uterina); e auxiliar no amadurecimento cervical e no crescimento mamário (GUYTON; HALL, 2006).

Inclusive, o efeito da relaxina sobre a articulação pélvica é a principal etiologia da dor lombar durante a gravidez, que afeta entre 42,5% e 90% das gestantes (FORRESTER; ANRIG, 1998).

5.2.2. Sugestões de exercícios de alongamento

1) Posição inicial: de pé, pés apoiados no chão afastados à distância do quadril, braços relaxados.

Ação: inspirar pelo nariz e, ao expirar pela boca, elevar os braços à frente do corpo, entrelaçando os dedos. Inclinar a cabeça e a pelve à frente, fazendo um C com as costas. Sustentar de 4 a 6 segundos, voltar à posição inicial e relaxar.

Repetições: 2 movimentos completos.

2) Posição inicial: de pé, costas apoiadas na parede da piscina, pés distantes trinta centímetros da mesma.

Ação: elevar o joelho e abraçar a perna, sustentar por 6 segundos e relaxar.

Repetições: 2 movimentos de cada lado.

3) Posição inicial: de pé, costas apoiadas na parede da piscina, pés distantes trinta centímetros da mesma.

Ação: levantar a perna e segurá-la pelo tornozelo deixando o joelho cair ao lado, aproximando o calcanhar da pelve, sustentar por 6 segundos e relaxar.

Repetições: 2 movimentos.

O alongamento da **virilha** irá preparar a mulher para o trabalho de parto, auxiliando-a a conquistar a abertura necessária para um parto vaginal.

---

4) Posição inicial: em pé, joelhos levemente flexionados, mãos entrelaçadas à frente do corpo.

Ação: Elevar os braços acima da cabeça e inclinar o tronco para um lado e contar, pausadamente, até 20. Inclinar-se para o outro e contar até 20 novamente, mantendo a respiração tranquila (Figura 6).

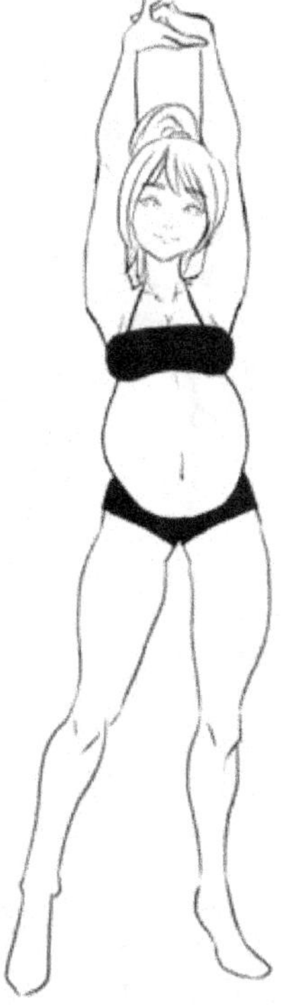

Figura 6.

Este exercício além de alongar, ocasiona uma melhoria da circulação sanguínea e faz a mobilização da articulação dos ombros.

5) Posição inicial: de pé, joelhos levemente flexionados e costas alongadas.

Ação: inclinar a cabeça para o lado e manter a posição por 30 segundos, cuidando para não elevar os ombros. Repetir do outro lado (Figura 7).

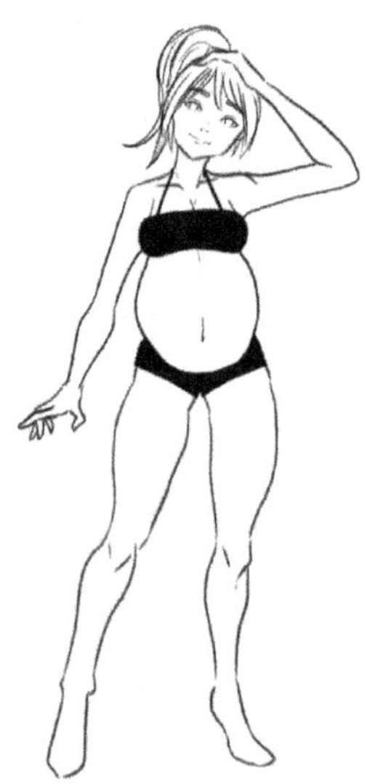

Figura 7.

Esta posição promove o alongamento do músculo trapézio, que auxilia o relaxamento da região dos ombros.

6) Posição inicial: de pé, com as costas apoiadas na parede da piscina, passar o espaguete ou uma banda elástica por baixo de um dos pés, manter o outro pé no chão.

Ação: tracionar a perna até o ponto de leve desconforto. Segurar por dez segundos e retornar lentamente. Repetir do outro lado.

> Esta posição objetiva o alongamento dos músculos posteriores da perna e da coxa.

7) Posição inicial: pernas afastadas e mãos no quadril.

Ação: fazer o movimento de rotação completa do quadril, para frente, para o lado esquerdo, para trás, para o lado direto. Repetir algumas vezes movimento.

8) Posição inicial: mão direita apoiada no borde da piscina ou na barra de exercícios e joelho direito elevado tocando a linha da água.

Ação: com a mão/braço esquerdo, tracionar o joelho da perna flexionada para o lado esquerdo, girando a cabeça para o lado direito. Segurar por dez segundos e retornar lentamente. Repetir do outro lado (Figura 8).

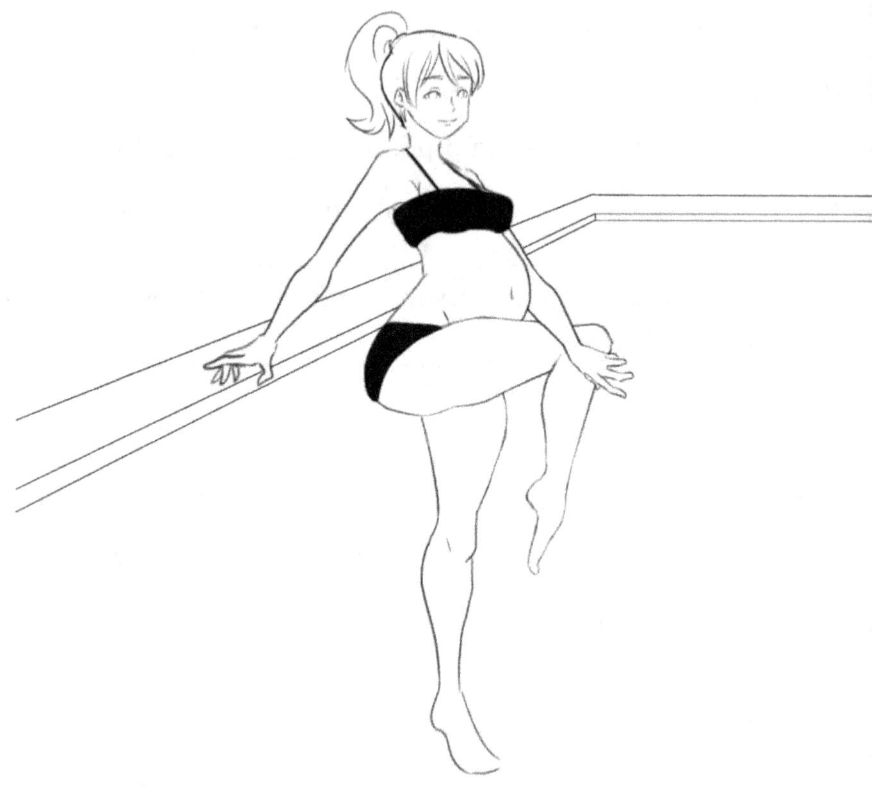

Figura 8.

5.2.3. Relaxamento

A respiração profunda e lenta possibilita a qualquer pessoa se manter calma nas situações difíceis. Em situações de medo, estresse ou preocupação, o corpo produz adrenalina e corta a produção de oxitocina (ou ocitocina), um importante hormônio para evolução do trabalho de parto.

Assim como, o trabalho respiratório ajuda as mulheres a lutar contra a vontade de se contrair durante a dor, para que, em vez de se retesarem, consigam relaxar a musculatura.

5.2.3.1. Respiração

A respiração realizada de maneira consciente proporciona uma ponte entre o corpo e a mente. Coloca em funcionamento quase todas as partes do corpo, desde os músculos da parte superior do pescoço, na base do crânio, até as regiões lombar e sacra.

A cada inspiração as estruturas musculares do pescoço e dos ombros ajudam a elevar a caixa torácica para dar espaço a dilatação dos pulmões. Os movimentos da caixa torácica, por sua vez, são dinâmicos: ela não só dilata e contrai de dentro para fora, como também de cima para baixo, lateralmente, e para frente e para trás.

Exemplo de exercício respiratório pode ser conduzido pelo professor (simples e efetivo):

Solicitar a adoção de uma posição cômoda, tendo em conta que a flutuação dorsal auxilia no relaxamento, mas para as alunas que não sentem total segurança no ambiente aquático pode ser uma fonte de estresse, assim que também pode ser feito com a aluna sentada na escada, ou ainda, de pé, com as costas apoiadas em uma das paredes da piscina.

Execução: inspirar profundamente pelo nariz e em seguida expirar de maneira completa pela boca. Solicitar que a aluna faça cada uma das fases (inspiração e espiração) em 4 tempos (segundos); variando esse tempo em função da capacidade e comodidade da aluna.

5.3. Parte Prática - AS AULAS

Dada que esta obra apresenta aulas completas, alguns exercícios podem se repetir pela necessidade de trabalhar determinado grupo muscular, ficando a cargo do professor apresentar às suas alunas propostas diferentes se considerar adequado.

1ª Aula

1) Alongamento.

2) Mobilização articular:

- tornozelos;

- joelhos;

- cadeiras;

- ombros;

- pescoço.

3) Caminhar:

- nas pontas dos pés;

- apoiando só os calcanhares;

- fazendo grandes passadas;

- com maior velocidade;

- fazendo trocas de direção.

4) Crucifixo com palmares: começando com os braços à frente do peito com as palmas das mãos unidas (se necessário, separar as pernas e flexionar os joelhos para que os braços fiquem dentro da água). Com amplo movimento, os braços abrem com as palmas das mãos para baixo e em seguida fecham com elas para frente (enfatizando o trabalho da musculatura peitoral). Depois o contrário, para o trabalho da musculatura dorsal.

5) Com um espaguete debaixo dos braços em posição de flutuação flexionar os joelhos em direção ao peito (as pernas podem estar afastadas para não pressionar a barriga).

6) Depois, colocando um espaguete atrás dos tornozelos, realizar movimentos levando as pernas para o lado direito, e depois esquerdo (utilizando apoio da barra ou borde da piscina se considerar necessário) (Figura 9).

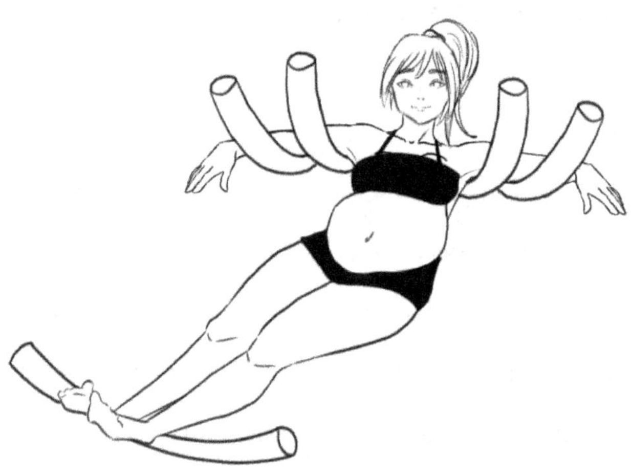

Figura 9.

7) De pé, pernas separadas localizando uma posição cômoda, realizar agachamentos em uma amplitude que seja possível em função da profundida da piscina.

8) Com o corpo imerso na água (se necessário ajoelhar-se no fundo da piscina ou manter posição de cócoras), braços abertos em crucifixo com as palmas das mãos para baixo. Movimentar os braços em direção ao corpo, baixando-os, tocando as coxas, e retornar à posição inicial. Realizar repetidos movimentos o mais rápido possível.

9) Relaxação com flutuação com o espaguete embaixo do pescoço. Respiração em 4 e 4 (quatro tempos - segundos – para inspirar, quatro para espirar).

2ª Aula

½ da aula na piscina pequena, e ½ na grande.

Embora em geral as alunas não expressem gosto pelas aulas na piscina grande alegando que cansam muito, que é fria, ou que têm medo (lembremos que para muitas alunas a gestação motivou seu primeiro contato com a piscina), são aulas que promovem um trabalho cardiorrespiratório de maior intensidade. Assim que, as aulas na piscina grande, onde as alunas não têm o contato dos pés com o fundo da piscina, farão parte do programa, mas começarão de maneira gradual, iniciando este processo com no máximo metade da aula. Nesta primeira aula que proporciona esta experiência, o tempo na piscina grande pode ser menor em função da receptividade de cada aluna, sendo, lembremos, apenas uma experimentação, não insistindo com a aluna se ela não se sentir cômoda.

Piscina Pequena

1) Alongamento.

2) Caminhando pela piscina, com ou sem uso de material auxiliar, podendo-se variar o tipo dos passos e a direção.

3) Em duplas, uma coloca o espaguete debaixo dos braços, e outra segura seus pés desta, realizando então movimentos de flexão e extensão de pernas (Figura 10).

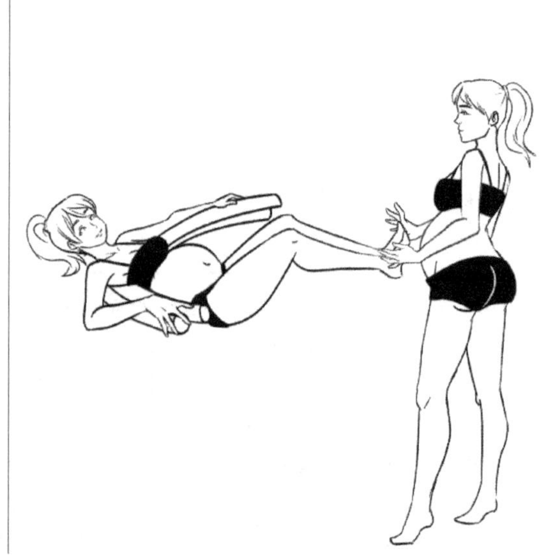

Figura 10.

4) Segurando-se no borde da piscina em decúbito dorsal (podendo utilizar um espaguete debaixo do braço para aumentar o conforto), os dois tornozelos apoiados em um espaguete, elevar uma perna de cada vez, com o joelho em extensão e o pé em flexão.

Piscina Grande

5) Deslocamento na piscina e/ou nado suave, estilo livre, conforme o conhecimento prévio de cada aluna, por aproximadamente 10 minutos.

> Já é um período de grandes mudanças, não sendo este o momento mais propício para o aprendizado de estilos.

6) Pernada de crawl com pranchinha e respiração frontal (inspira em 1 tempo e expira em 2).

7) Agachamento invertido com espaguete debaixo dos pés.

8) Em flutuação com um espaguete debaixo das axilas, flexionar os joelhos em direção ao peito e em seguida fazer a extensão das pernas para a direita. Voltar a flexionar os joelhos na direção do peito, e estender as pernas para o outro lado (Figura 11).

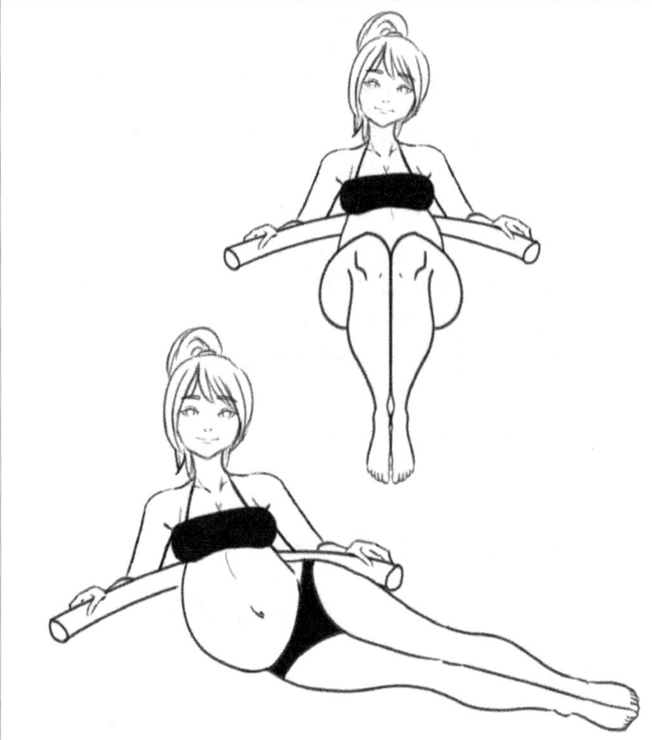

Figura 11.

9) Alongamento.

3ª Aula

1) Alongamento.

2) Aeróbica: movimentos rítmicos com música, de maior ou menor complexidade e intensidade, adaptados as possibilidades de coordenação e de exigência física do grupo.

3) Flexão de braço no borde da piscina.

4) Giro lateral de tronco, concentrando o trabalho na cintura.

5) Báscula pélvica na parede da piscina, coordenando a expiração com a pressão (ou aproximação) da região lombar contra a parede da piscina.

6) Em duplas, elevação lateral da perna, apoiando o braço do lado contrário no ombro da colega.

7) Flexão abdominal em flutuação, com um espaguete atrás das costas e outro atrás dos joelhos (realizar aproximação dos joelhos ao peito).

> Com o progressivo aumento de volume, os músculos abdominais são submetidos a uma tensão muito grande, sendo importante manter um tônus muscular que permita realizar a função de faixa de sustentação do conteúdo abdominal e evitando que a lordose lombar se acentue de forma exagerada.

8) Em posição de pé, perna de apoio em ligeira flexão, mãos na cintura ou braços auxiliando no equilíbrio; bola atrás do joelho da outra perna prensada entre a perna e a coxa. Alternar os movimentos de elevar o joelho e empurrar com a sola do pé para trás.

9) Agachamento mantendo a bola entre os joelhos (amplitude variável de agachamento em função da profundidade da piscina).

10) Passar a bola ao redor do corpo, primeiro por um lado, depois pelo outro, ativando articulação de ombros e trabalhando a agilidade da aluna, que pode se ver diminuída durante a gestação.

11) Flutuação sobre um colchonete pequeno com trabalho de respiração:

Respiração: Mula Bandha ou "chave vaginal" com especial atenção na relaxação.

Na prática do Yoga, os Pranayamas (controle do ritmo da respiração) são exercícios respiratórios que segundo as teorias desta prática fornecem energia vital, aumentam a capacidade dos pulmões, controlam as emoções e permitem o contato do consciente com o inconsciente. Já os bandhas são contrações ou compressões de plexos[1] e glândulas.

Mula bandha, ou chave vaginal, é uma técnica de ativação do assoalho pélvico, onde se realiza a contração da musculatura dos esfíncteres do ânus e da uretra, seguida da contração de todo o assoalho pélvico de maneira associada com a expiração (nessa técnica tanto a inspiração como a expiração se fazem pelo nariz)

[1] formas de organização dos nervos raquídeos ou espinhais que nascem na medula espinhal e atravessam os forames de conjunção para distribuir-se pelos órgãos a que são destinados (TESTUT; LATARJET, 1983).

De qualquer maneira, este não é o momento de realizar o fortalecimento da musculatura do assoalho pélvico (esse trabalho é feito antes e depois da gestação), agora o foco é localizar, e relaxar. Assim que, este exercício visa aumentar o conhecimento da mulher sobre seu corpo, e auxiliá-la a localizar essa musculatura tão envolvida no momento do parto.

4ª Aula

1) Alongamento.

2) Caminhar elevando e abraçando um joelho de cada vez.

3) Segurando no borde da piscina, realizar pernada de crawl mantendo as pernas dentro da água.

4) Flutuando em decúbito dorsal, com o espaguete debaixo do pescoço ou das axilas (conforme preferência/conforto da aluna), flexionar joelhos em direção ao peito, realizando exercício abdominal.

5) Caminhar mantendo um pullbuoy entre os joelhos.

6) Báscula pélvica.

Báscula pélvica → descompressão lombar

7) Segurando uma a bola com as duas mãos, levá-la em direção ao joelho, e ao mesmo tempo o joelho em direção a ela. Realizar 8 movimentos e repetir do outro lado. Depois, fazer o movimento uma vez de cada lado.

8) Perna direita à frente flexionada, perna esquerda atrás em extensão; mão direita apoiada na coxa direita; bola de borracha (38 a 40 centímetros de circunferência) na mão esquerda; realizar um movimento onde a bola sobe por ação da elevação do cotovelo X desce, com a mão empurrando a bola para baixo paralelamente a perna direita.

9) Pés afastados e paralelos; bola de borracha nas mãos; realizar agachamento, associando o movimento de flexão de joelhos com a ação de empurrar a bola para baixo, em direção ao chão.

10) Em posição de pé, elevar um joelho de cada vez passando a bola debaixo.

11) Mantendo a bola entre os joelhos, realizar saltinhos consecutivos para frente, para trás e para um lado e outro.

12) Alongamento.

5ª Aula

Piscina Grande

1) Alongamento em seco, em duplas.

2) Já dentro da piscina, fazer o "cavalinho": sentada no espaguete como se fosse uma montaria, deslocar-se à frente com movimentos de perna semelhantes ao de pedalar; as mãos podem segurar a ponta dianteira ou os braços auxiliam no deslocamento; neste primeiro momento movimento apenas à frente (Figura 12).

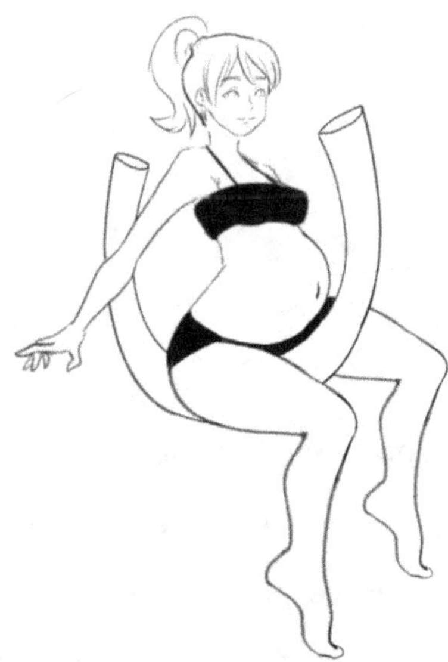

Figura 12.

3) Em flutuação com o espaguete debaixo das axilas, separar e unir as pernas, fazendo um movimento estilo tesoura.

4) Com o cinturão de flutuação, realizar movimentos de abertura e fechamento dos braços (Figura 13).

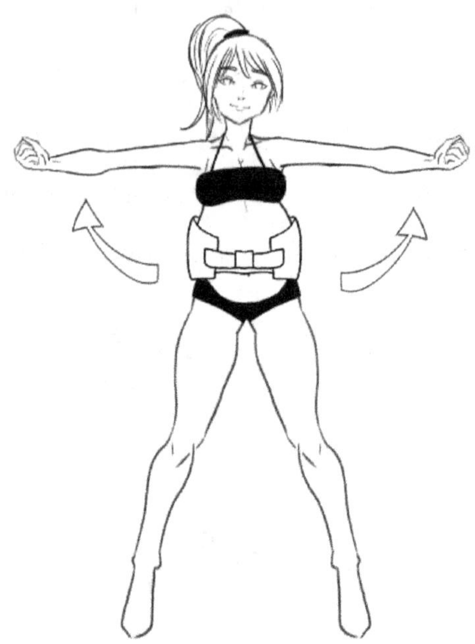

Figura 13.

6) Estimular as alunas a nadarem. As que já sabem, pode fazer duas piscinas de cada estilo, ou ainda, escolher o estilo preferido. As que não sabem, pode se locomover pela piscina com ajuda da pranchinha ou do espaguete. Tudo, em função da capacidade de cada uma.

7) Relaxação com flutuação.

6ª Aula

1) Alongamento.

2) Voleibol X Passes de bola X Basquete X Polo Aquático

A escolha da atividade fica em função do perfil do grupo e do material disponível. Entre algumas alunas se observará a preferência por um exercício mais tranquilo, sem contato corporal com as colegas (optar pela troca de passes entre elas). Em outros, a brincadeira que possibilite a marcação de pontos resultará divertida e estimulante. O caráter competitivo não só tornará o exercício mais intenso como agradará a gestante, gerando bem-estar, por esta ter uma oportunidade de atuar independente do seu estado atual. À volta ao conhecido sempre causa conforto.

Esta a atividade objetiva aquecimento e trabalho cardiorrespiratório, assim como, a interação entre as alunas.
Sendo o período gestacional uma época de mudanças rápidas e sensibilidade emocional, a interação da gestante com outras mulheres que estão vivenciando a mesma experiência é um fator muito implicado na aderência a atividade física.

3) Com um espaguete embaixo das axilas ou do pescoço, e outro atrás dos joelhos, realizar flexão dos joelhos em direção ao peito.

4) Em posição de pé, com pés separados assegurando o equilíbrio e pernas flexionadas como se estivesse sentada, costas apoiadas na parede da piscina, uma pranchinha em cada mão, realizar o fechamento e abertura dos braços (crucifixo), retornando à posição de início levando os braços por fora da água.

5) Mantendo a posição anteriormente descrita, segurar a prancha com as duas mãos na frente do peito, e empurrá-la e puxá-la à sua frente.

6) Ainda na posição anterior, segurando agora a prancha paralelamente ao fundo da piscina, realizar movimentos afundando-a e puxando-a para cima.

7) Último exercício na posição especificada: realizar flexões laterais de tronco, a um lado e outro, como se quisesse tocar a mão na lateral do joelho. Desejando aumentar a intensidade do exercício, a aluna pode segurar um espaguete em cada mão.

8) Em posição de pé, elevar calcanhares e retorna à posição inicial, sem descuidar do posicionamento do corpo, para trabalho da musculatura da panturrilha.

9) Afundo: de pé, com os pés separados na largura dos ombros, os braços podem estar soltos, com as mãos na cintura, ou ainda, segurando com uma das mãos no borde ou barra da piscina; Dar um passo para frente e flexionar os joelhos de maneira que a coxa da perna que avançou fique paralela ao chão (o joelho da perna da frente não passa da ponta do pé, para evitar sobrecarga no joelho); Regressar à posição inicial e repetir.

10) Massagem em duplas: primeiro uma massageia a colega, depois se invertem as posições. Resultando o trapézio um local que acumula muita tensão, a massagem entre pescoço e ombros resulta relaxante e prazerosa para a grande maioria das pessoas.

> Lembrando: as contrações só são problemáticas se são rítmicas e dolorosas.

7ª Aula

Piscina Grande

1) Alongamento em seco.

2) Báscula pélvica (ver no Capítulo II o item 2.2.).

3) Nado completo e/ou pernada com pé de pato. É um exercício de considerável intensidade e que costuma gerar interesse e motivação na aluna pela experimentação e uso de um material diferente. Havendo facilidade por parte da aluna na execução do exercício proposto, pode haver o aumento no grau de exigência, como por exemplo, o nado estilo costas com uma bola em cada mão (Figura 14).

4) Com as pernas sobre o borde da piscina e um espaguete atrás do pescoço, realizar inclinações laterais de tronco. Identificando insegurança ou medo por parte da aluna, o espaguete pode ser colocado debaixo das axilas, rodeando as costas.

5) Com o espaguete debaixo de axilas e uma bola entre joelhos, mantendo as pernas flexionadas, realizar rotações laterais com as mesmas.

6) Usando como apoio para os braços a boia da piscina (ou o espaguete no caso de a boia resultar desconfortável para a aluna), mantendo os joelhos na altura da pele, fazer extensão e flexão dos mesmos.

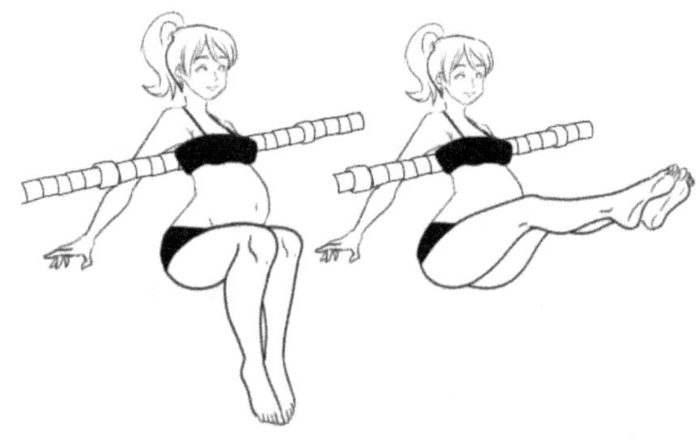

Figura 14.

7) Cavalinho: como a aluna já teve uma experiência anterior (ver 5ª aula), pode-se propor o deslocamento para frente e depois, para trás, movimento que necessitará mais ajuda dos braços (Figura 15).

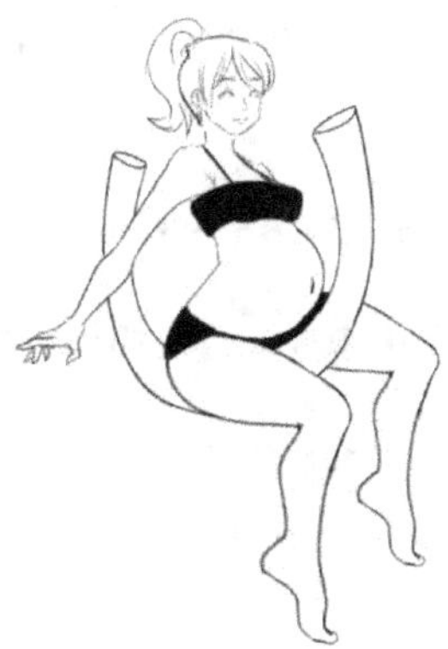

Figura 15.

8) Alongamento.

8ª Aula

1) Alongamento em duplas.

2) Aquecimento com uma bola para cada dupla; as alunas da mesma dupla se colocam a uma distância em função do tamanho da piscina, lotação da turma, e capacidade física e habilidade motora que permita a troca de passes entre elas; começar com a troca de passes podendo usar as duas mãos; depois lançamento e recepção apenas com a mão direita, repetindo depois, com a esquerda; agora a aluna recebe a bola, faz três movimentos de afundá-la na frente do corpo (movimento de "lavar roupa") e passa para a colega que faz o mesmo e torno a fazer um passe; na próxima e última

etapa, a aluna recebe o passe, passa a bola em torno do tronco uma vez começando pela direita e outra vez começando pela esquerda, e devolve.

3) Uma aluna segura os pés da outra, estando um de cada lado de sua cintura. A aluna que está em flutuação, coloca um espaguete embaixo do pescoço, segurando-o com as mãos. Nesta posição, realizar flexões laterais de tronco.

O professor deve estar atento ao fato de que embora algumas alunas se sintam estimuladas por exercícios mais desafiantes, outras podem passar por um processo de estresse ou tensão, caso em que, a realização do exercício se torna contraproducente, visto que a mesma musculatura pode ser exercitada de outras maneiras, sem gerar desconforto emocional.

4) Ancorada (denominação de uma posição de trabalho nas aulas de hidroginástica, também pode ser usada para descrever o seguinte exercício); com o pé direito sempre em contato com o fundo da piscina, a perna esquerda vai à frente e depois para trás (se for muito intenso o movimento de leva-la à frente em extensão, o movimento pode ser substituído por uma "pedalada"); se for possível associar movimento em membros superiores, enquanto a perna esquerda está atrás, o braço esquerdo companha enquanto o direito vai à frente (Figura 16).

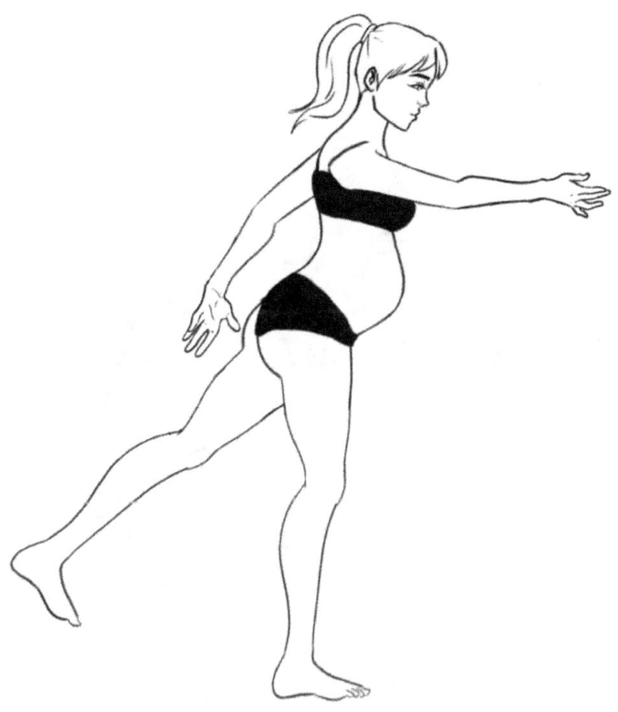

Figura 16.

5) Pés separados a dupla distância de ombros (ou o necessário para que a aluna encontre estabilidade) e braços abertos; a aluna sobe o calcanhar sobe em direção à pelve, levando a mão do lado contrário em sua direção; para aumento de intensidade, incluir caneleiras (que podem ser tradicionais ou flutuantes) (Figura 17).

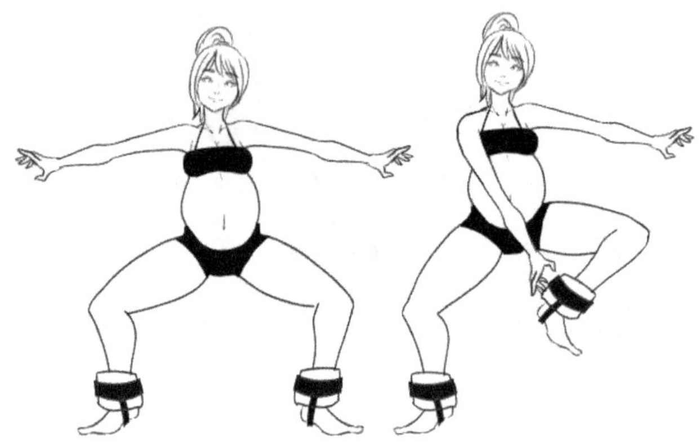

Figura 17.

6) Em posição de pé (as mãos podem estar soltas ou segurando no borde da piscina ou espaguete para auxiliar na estabilidade); perna esquerda atrás com o espaguete; realizar movimentos para baixo e para cima (Figura 18).

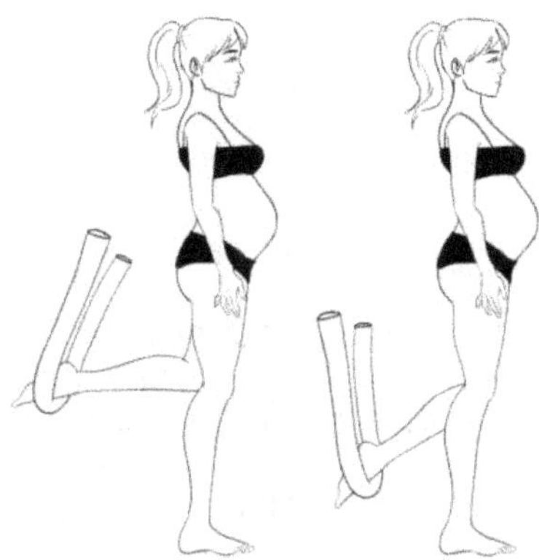

Figura 18.

7) Espaguete nas mãos à frente do corpo; mantendo cotovelos junto à cintura realizar flexão e extensão de cotovelos. Primeiro com as palmas das mãos para baixo (trabalhando tríceps), depois, com as palmas das mãos para cima (bíceps) (Figura 19).

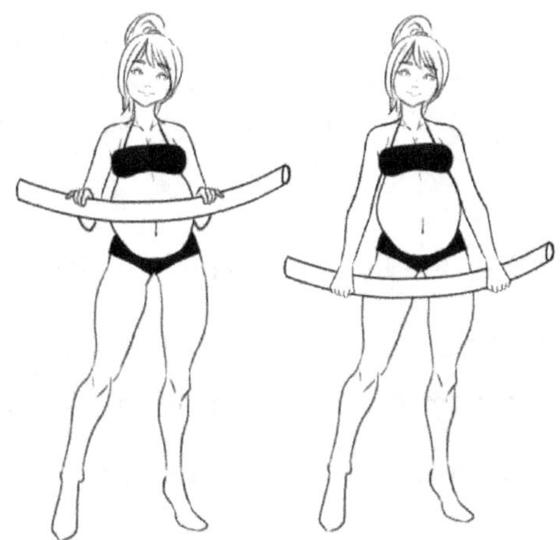

Figura 19.

8) Alongamento em duplas.

9) Como exercício de volta à calma, sugere-se um exercício em duplas, como momento de relaxação e de entrega, vista a necessidade de confiança na colega com quem se realizará o exercício; se propõem que uma adote posição de flutuação dorsal, com um espaguete atrás dos tornozelos, e que a outra a movimente pela piscina segurando-a pela cabeça, com o objetivo de mobilizar a articulação do pescoço e descontraí-lo; insistir com a as alunas na necessidade de movimentos lentos e suaves na tração; depois se invertem as funções.

9ª Aula

Piscina Grande

1) Alongamento em seco.

2) 10 minutos nado suave estilo livre, ou movimentação de deslocamento que seja possível para a aluna, com ou sem auxílio de material para flutuação.

3) Pernada de crawl com pranchinha e respiração frontal (inspira em 1 tempo e expira em dois).

4) Agachamento invertido com espaguete debaixo dos pés (se necessário, segurar com as mãos no borde da piscina).

5) *Deep running* (com colete e caneleiras), não importando que o deslocamento seja mínimo. Trata-se de correr debaixo da água,

sem receber, porém, nenhum dos impactos ocasionados pela prática em ambiente seco.

6) Em flutuação ventral (com ou sem colete); segurar o espaguete com dupla distância de ombros entre as mãos; realizar flexão e extensão dos braços.

> Considerar nas aulas a importância dos exercícios para a musculatura peitoral, devido a necessidade de preparação dessa musculatura para a maior exigência a que será submetida com o aumento das mamas por ocasião da amamentação).

7) Báscula pélvica.

8) Alongamento.

> **Passado este período, em que as alunas já se conhecem e estabeleceram vínculo (independente dos diferentes estágios de gestação), pode ser interessante realizar uma foto do grupo, para que as alunas disponham da lembrança e se motivem a dar continuidade ao processo.**

10ª Aula

1) Alongamento.

2) Aquecimento/exercício cardiorrespiratório: polo aquático, estimulando também a socialização e a associação das aulas com uma atividade prazerosa, e não apenas com o objetivo de cumprir a função de garantir uma gestação saudável e um parto seguro.

3) Em posição de pé; pés separados a dupla distância de ombros; segurar a pranchinha em frente ao corpo com as duas mãos, mantendo-a paralela ao fundo da piscina; realizar movimentos para baixo e para cima, levando a pranchinha em direção ao fundo da piscina e retornando.

4) Crucifixo: de pé, com as pernas separadas e flexionadas o suficiente para que os braços fiquem dentro da água; pranchinha em cada mão; abrir os braços adotando posição de cruz e em seguida unir as pranchinhas em frente ao corpo. Tentar fazer o movimento de ida e de volta por baixo da água, trabalhando assim os músculos dos braços, peito e costas.

5) De pé, costas apoiadas na parede da piscina, abraçando uma pranchinha na frente do peito, realizar flexão de tronco.

6) Com o peso do corpo sobre uma perna, fazer círculos com o pé livre desde o tornozelo, depois desde o joelho, e então a partir da articulação coxofemoral. Alternar a direção, e repetir com a outra perna. Este exercício ademais de promover a estimulação das diferentes articulações, exige, de todo o corpo, a manutenção do equilíbrio.

7) Agachamento colocando-se na ponta dos pés ao subir.

8) Dar um "nó" no espaguete e colocá-lo em um dos pés; esta perna realizará movimentos para cima e para baixo, fazendo a extensão e

flexão do joelho, enquanto a outra fará a estabilidade do corpo; se necessário, pode-se segurar no borde da piscina (Figura 20).

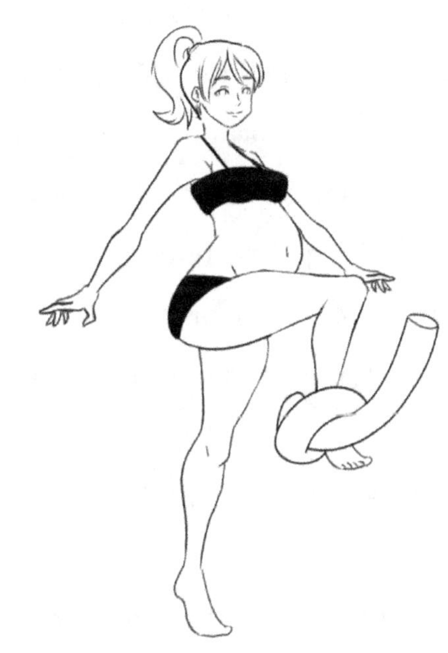

Figura 20.

9) Báscula pélvica.

10) Relaxamento com flutuação, com ou sem material auxiliar (se a aluna colocar as mãos na nuca, poderá observar como se tensa a região lombar ao realizar a elevação dos braços).

11ª Aula

1) Alongamento.

2) Deslocamentos com e sem material; Os deslocamentos podem ser feitos em círculo, causando maior interação entre as aulas e aumento da resistência da água ao solicitar as trocas de direção, ou em linha reta, fazendo o caminho de ida e volta, havendo preferência por este por aquelas alunas que sentindo certa insegurança na água preferem estar perto do borde da piscina todo o tempo.

- caminhar à frente; de costas; lateralmente; lateralmente cruzando os pés;

 - caminhando com as pontas dos pés para dentro; com as pontas para fora;

- caminhar realizando círculos com os braços (para frente, para trás, e alternados);

- caminhada acelerada ou trote;

- caminhar equilibrando a prancha sobre a cabeça; segurando-a entre os joelhos; segurando a prancha entre o queixo e o peito;

- caminhar alternando 4 passos com 1 agachamento;

3) Agrupar-se em flexão juntando as mãos atrás das coxas, conscientizando-se dos movimentos da pelve; este movimento pode ser feito com ou sem o uso de material auxiliar de flutuação;

4) Sentada sobre uma pranchinha, com um espaguete apoiado sobre os ombros, girar a pelve e as pernas para a direita e esquerda; Se a aluna não se sentir cômoda ou com falta de confiança, ela pode realizar o exercício com as mãos apoiadas no borde da piscina.

5) Flutuação com o espaguete, mantendo uma mão sobre o peito e a outra sobre a barriga, observando a dilatação e elevação de cada um. Respiração em 4 tempo (4 tempos/segundos para inspirar e 4 para expirar).

12ª Aula

1) Alongamento.

2) Aeróbica com música.

Atenção a percepção subjetiva do esforço!!!

3) Com as mãos no borde da piscina, tocar os pés alternadamente no fundo da piscina e na parede em frente.

4) Ainda com as mãos no borde, os dois pés na parede da piscina, uni-los e separá-los alternadamente.

5) Com halteres flutuantes nas mãos e cotovelos junto da cintura, realizar flexão e extensão de braços; primeiro com as palmas da mão para baixo, ativando tríceps; e depois, com as palmas das mãos para cima, priorizando o trabalho do tríceps.

6) De frente para o borde da piscina, mão direita apoiada no mesmo, perna direita à frente flexionada, perna esquerda atrás em extensão; a mão esquerda segura a halteres e a movimenta para cima e para baixo.

7) Com as costas na parede da piscina realizar movimentos propulsivos para trás com os braços.

8) Ainda na parede da piscina: báscula pélvica.

9) Alongamento.

13ª Aula

1) Alongamento

2) Exercícios com a caneleira flutuante. Posição de início: de frente para o borde da piscina e segurando no mesmo, perna de apoio com o joelho em ligeira flexão; dedicar atenção a posição do tronco, observando qualquer desconforto na região lombar; A perna que irá trabalhar, manterá uma flexão entre perna e coxa de aproximadamente 90°; realizando, então movimentos de subida e descida da perna (subindo o joelho à frente e empurrando com a sola do pé para trás).

3) Na mesma posição do exercício anterior; a perna que irá trabalhar atrás e em extensão; realizar movimentos de subida e descida curtos e rítmicos.

4) Posicionando-se agora de lado para o borde da piscina e realizando o apoio com apenas uma mão, fazer a elevação lateral da perna.

5) Mantendo a posição d elado para o borde, realizar movimento de pedalar.

6) Posição de início: com as pernas sobre o borde, pelve tocando a parede da piscina e tronco e braços em extensão sobre a superfície da água. Se desejar, a aluna pode fazer uso de material flutuante, como o espaguete por exemplo, atrás do pescoço ou das costas. Execução: fazer inclinações laterais do tronco, mantendo o apoio do bumbum na parede da piscina.

7) Na mesma posição realizar anteroversão e retroversão pélvica, associando a ante com a fase inspiratória e a reversão com a expiratória.

8) Flutuação com uma prancha debaixo de cada braço e a fossa poplítea sobre a boia divisória da piscina, realizando a respiração em 4 e 4 (4 tempos para inspirar, e 4 para expirar).

14ª Aula

Piscina Grande

1) Alongamento em seco.

2) Posição inicial: sentada sobre a prancha (ou no espaguete no caso de falta de habilidade ou confiança por parte da aluna) avançar realizando movimento de pernas e braços; o mesmo para trás.

3) Havendo boa aceitação por parte das alunas, é possível realizar uma corrida entre eles, para descontrair e animar a aula.

4) Pernada de peito em posição dorsal com pullbuoy colocado na nuca.

5) Uma aluna em decúbito ventral sobre um colchonete, a outra empurra, segurando-a pelos pés, realizando pernada de crawl ou peito (se as alunas estiverem em número ímpar, uma vai no colchonete e duas empurram, uma em cada pé).

6) Com um ou dois espaguetes embaixo dos braços, manter as duas pernas flexionadas e movê-las para direita e para esquerda (Figura 21).

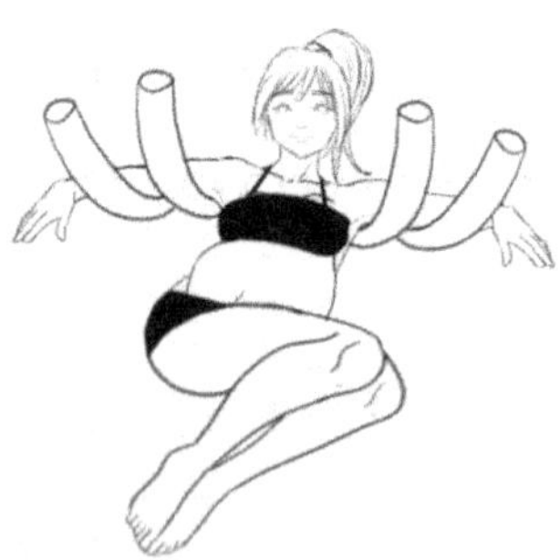

Figura 21.

7) Em posição de pé, esticar as pernas na direção do fundo da piscina (ou tocá-lo) e sem seguida subir os joelhos. Tentar manter a verticalidade do corpo (Figura 22).

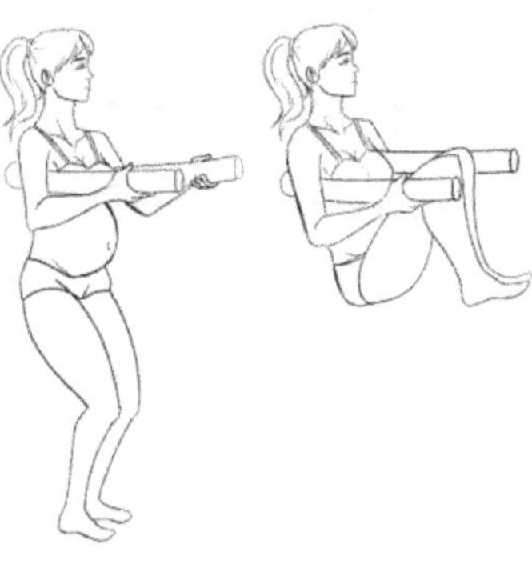

Figura 22.

7) Balanço: segurar o espaguete em forma de "U" e tentar sentar com as duas pernas para o mesmo lado, ficando como se estivesse sentada em um balanço. As mãos podem segurar nas pontas do espaguete ou auxiliar no deslocamento, que pode ser feito por toda a extensão da piscina.

8) Alongamento.

9) Relaxamento, com uma adotando posição de flutuação dorsal, e a outra, de pé, apoiando uma mão debaixo do sacro e a outra na região das escápulas.

15ª Aula

1) Alongamento.

2) Segurando no borde da piscina realizar pernada de crawl com respiração frontal (inspira pela boca e expira dentro da água pela boca e nariz).

3) Caminhar com a bola entre os joelhos.

4) Em posição de pé, joelhos relaxados e com atenção na posição da pelve, com as mãos, realizar pressões na bola, com os cotovelos para fora, mantendo-a na altura do peito, ativando musculatura peitoral.

5) Em flutuação, pressão da bola entre os joelhos, com uma pranchinha atrás da cabeça (a elevação dos braços para segurá-la fará observar um aumento da tensão na região lombar, que se excessivo, indica a necessidade de retira da prancha, ou, a colocação da mesma na frente do peito).

6) Segurando no borde da piscina tocar os pés no fundo e impulsionar flexionando as pernas e tocando a parede da piscina.

7) Partindo da mesma posição, alternar o apoio dos pés na parede, ora mais encima, ora mais embaixo.

8) Ainda segurando no borde, impulsionar para o alto até realizar a extensão dos braços (como se quisesse sair da piscina).

9) Relaxação: flutuando, realizar respiração em 4 e 4 (4 tempos para inspirar, e 4 para expirar), concentrando na relaxação da musculatura vaginal com a expiração.

16ª Aula

1) Alongamento.

2) Caminhar e correr (de frente, lado e costas) em círculo, alternando o sentido do deslocamento.

3) Segurando no borde da piscina, pés muito afastados apoiados na parede da piscina, realizar extensão de uma perna e concomitante flexão da outra.

4) Em duplas, trios ou grupos, realizar passes de bola.

5) Agachamento invertido com o espaguete debaixo do arco dos pés.

6) Em posição de pé, joelhos relaxados e tronco flexionado, segurar uma bola com as duas mãos, e realizar com o material movimentos para cima e para baixo (movimento de "lavar roupa").

7) Posição de pé, bola prensada atrás do joelho (entre perna e coxa), realizar movimentos de elevação do joelho X empurre de sola do pé para trás.

8) Sentada no borde da piscina realizar movimentos de extensão e flexão de joelhos alternados, e depois juntos.

9) Fazer pernada de crawl, em diferentes velocidades.

10) Tocar as costas na parede da piscina e segurar com ambas as mãos no borde. Quando houver segurança, elevar os dois joelhos e deixar o corpo pender.

17ª Aula

Piscina Grande

1) Alongamento em seco em duplas.

2) Sentada no espaguete "de cavalinho", realizar diversos deslocamento em função da aptidão física e segurança das alunas com esse material e exercício. Por exemplo: para frente; para trás; com ou sem auxílio dos movimentos dos braços; equilibrando o pullbuoy sobre a cabeça; associado com pressão com as ambas as mãos em uma bola de borracha; remando com os braços segurando uma bola de borracha em cada mão.

3) Em duplas, uma com o cinto e as caneleiras flutuante, realizará movimentos de corrida (*Deep Running*), e a outra, realiza pernada de crawl mantendo as mãos apoiadas sobre os ombros da colega.

4) Uma de frente para a outra, ambas com as mãos em uma mesma pranchinha. As duas realizarão pernada de crawl tentando empurrar a outra.

5) Com o espaguete debaixo das axilas e adotando posição vertical, tentar tocar o pé esquerdo na ponta do material segurado pela mão direita.

6) Um espaguete debaixo dos braços e outro atrás dos joelhos. Realizar flexão de tronco ao mesmo tempo em que traz os joelhos em direção ao peito.

7) Segurando um espaguete ou uma barra de E.V.A. na sempre do corpo, levar as pernas para a direita e esquerda alternadamente (Figura 23).

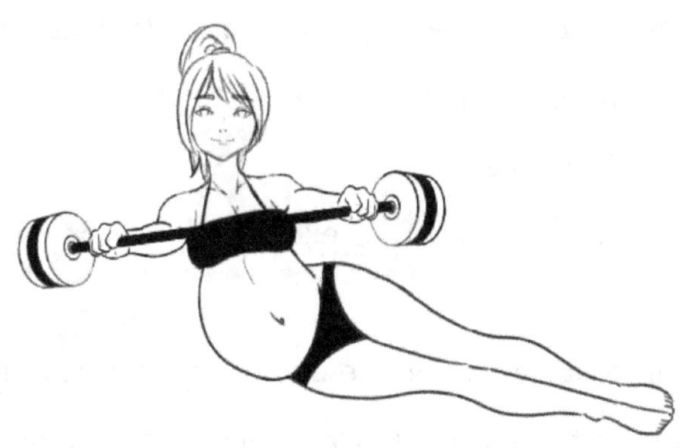

Figura 23.

8) Alongamento.

18ª Aula

1) Alongamento.

2) Aeróbica (movimentos de ginástica aeróbica com música, de maior ou menor complexidade e intensidade, adaptados as possibilidades de coordenação e de exigência física do grupo).

3) De pé, perna direita à frente flexionada e esquerda atrás em extensão; posicionar os braços flexionado aos lados do corpo, com as nadadeiras (manoplas) nas mãos; ao mesmo tempo em que empurra com a palma de uma mão à frente, leva o cotovelo do outro braço para trás; alternar as posições.

4) agora com os pés paralelos, realizar o movimento simultaneamente com os dois braços.

5) Desde posição de pé, pés separados a dupla distância de ombros (ou até que a aluna sinta segurança e estabilidade), realizar inclinações laterais (simples e/ou dupla).

6) Mesma posição de início do exercício anterior, fazer a báscula pélvica.

7) De pé, como ou sem apoio de uma ou ambas as mãos no borde; com a caneleira flutuante, realizar movimentos de abdução e adução com a perna livre. Repetir do outro lado (Figura 24).

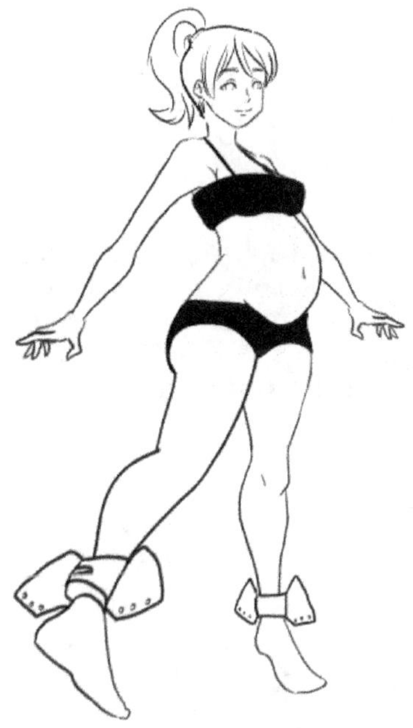

Figura 24.

8) Flutuando com um espaguete na parte de trás dos joelhos, levar o queixo ao peito com a expiração, alongando musculatura cervical.

9) Massagem em círculo: fazer uma roda entre todas; elas fazem uma rotação de 45° ficando com a mão direita dentro da roda; então colocam as duas mãos nos ombros da colega que tem em frente; então massageiam a região compreendida entre ombros e pescoço da colega; depois troca de lado para dar/receber a massagem da outra colega.

19ª Aula

1) Alongamento.

2) Em duplas, uma com as costas na da outra, ambas tentarão empurrar a colega.

3) Uma de frente para a outra, braços abetos e mãos juntas com as da colega; elevar joelho de um lado inclinando o tronco para o lado oposto; retornar e repetir do outro lado (Figura 25).

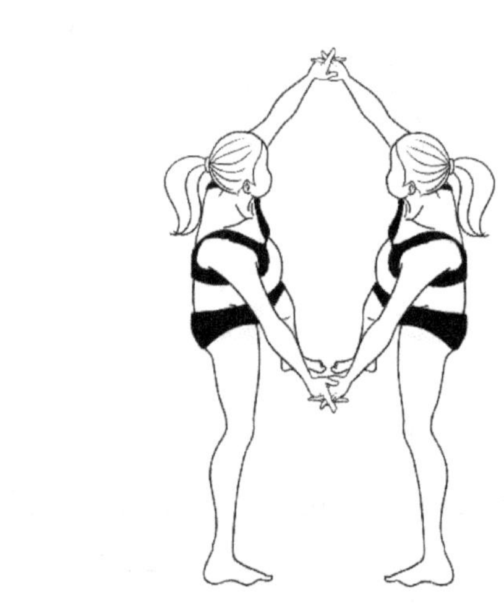

Figura 25.

4) Perna direita no apoio com o joelho relaxado; mãos separadas na distância de ombros segurando a barra de E.V.A; ao mesmo tempo em que elevar a perna esquerda em extensão atrás, deslizar a barra à frente (Figura 26).

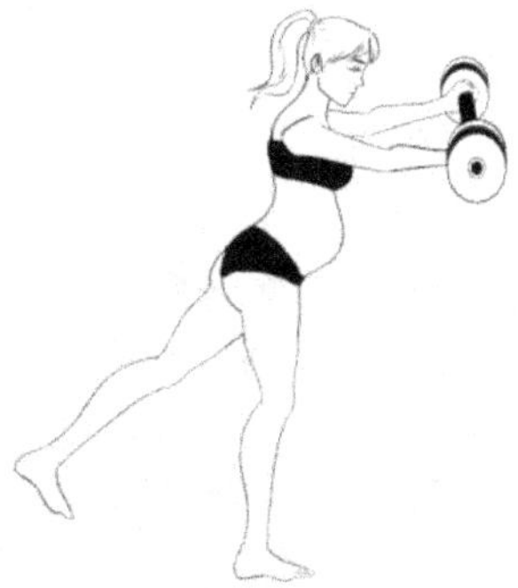

Figura 26.

5) Com os halteres flutuantes, palmas das mãos para dentro, alternar extensão e flexão de braços (Figura 27).

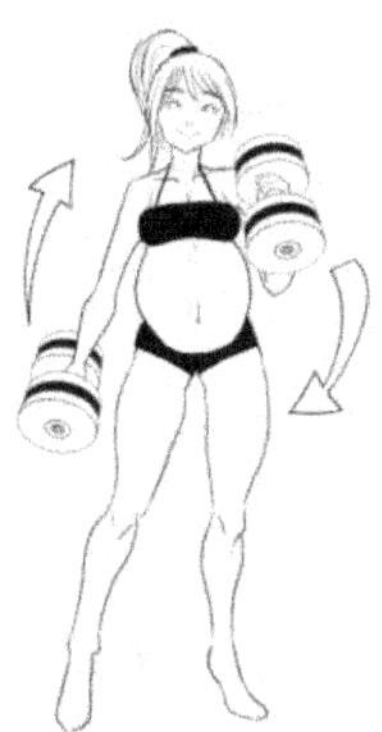

Figura 27.

6) Pés separados a uma distância cômoda e que permita o equilíbrio; joelhos relaxados; observar a coluna, cuidando para não acentuar a hiperlordose característica da gestação; com os braços abertos em crucifixo e segurando os halteres com as palmas das

mãos para cima, movimentá-los à frente até que se toquem, paralelamente à água (Figura 28).

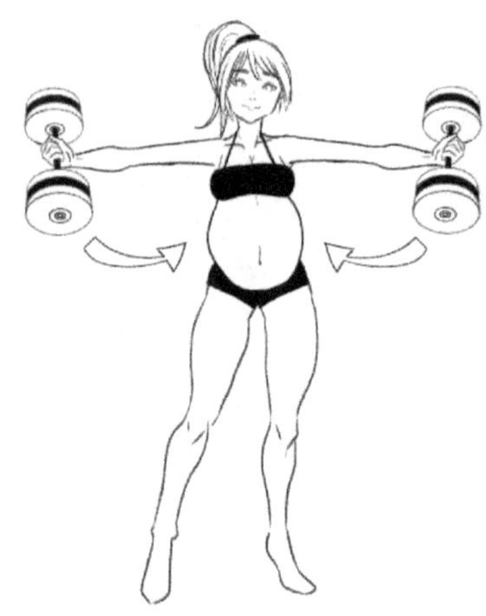

Figura 28.

7) Mantendo a posição inicial anteriormente descrita, virar as palmas das mãos para baixo, e descer os halteres até que toquem as coxas.

8) Ainda na posição anterior; braços aos lados do corpo com as palmas das mãos para dentro, subir alternadamente os cotovelos (Figura 29).

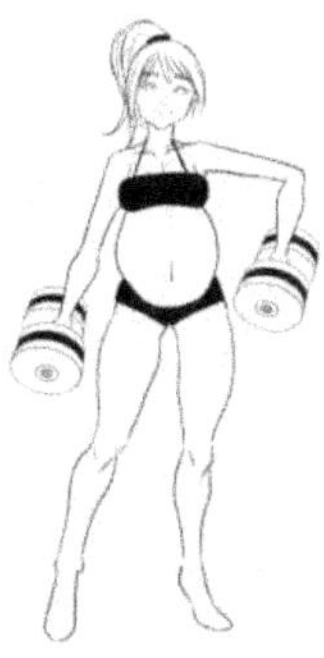

Figura 29.

9) Com as costas apoiada na parede da piscina e os braços sobre o borde; apoiar uma perna pouco acima do calcanhar sobre um espaguete; e realizar movimentos de abertura e retorno (abdução e adução) (Figura 30).

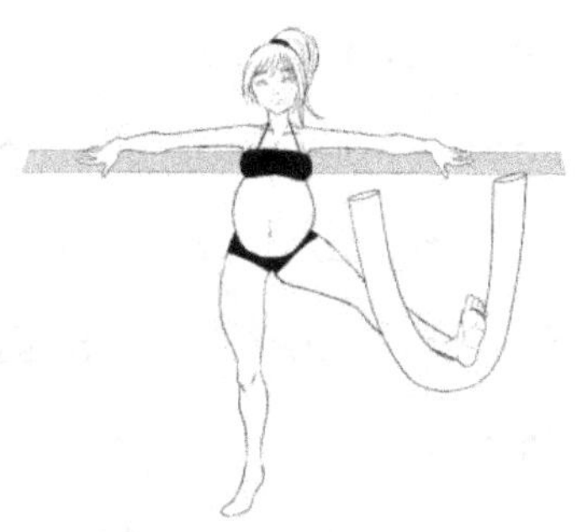

Figura 30.

10) Mantendo a posição anterior, apoia a sola do pé sobre o espaguete; e realizar flexão da perna e extensão na direção do fundo da piscina.

11) Alongamento.

20ª Aula

Piscina Grande

1) Alongamento.

2) *Deep Running* (ver 9ª Aula).

3) Pernada de peito com pranchinha nas mãos.

4) Trenzinho: as alunas colocarão o espaguete embaixo dos braços com as pontas para trás; pode-se fazer uso de caneleira flutuante; colocando-se em fila indiana, uma segurará as pontas do espaguete da colega que está à frente, ficando todas alinhadas; mantendo esta distribuição, farão deslocamento pela piscina.

5) Agora em duplas, a cavalinho, deslocando-se paralelamente e a uma distância adequada à habilidade coordenativa de cada dupla, realizar troca de passes utilizando uma bola de borracha.

6) Nado costas completo (dentro das possibilidades e conhecimento prévio de cada aluna).

7) Ainda no estilo costas, movimentando os dois braços simultaneamente.

8) Exercícios com pé de pato: pernada de costas com auxílio de uma pranchinha sobre o peito; pernada de crawl com prancha e respiração frontal; pernada borboleta em decúbito ventral; se as alunas

tiveram habilidade e desejarem, podem também praticar os estilos completos com o uso desse material.

> O uso de pé de pato (nadadeiras) aumenta a capacidade cardio-pulmonar e a força das pernas, ao promover um incremento no trabalho muscular causando pelo aumento da área de atrito, e assim, maior exigência para o deslocamento; também melhora a flexibilidade dos tornozelos ao conferir carga extra para essa articulação.

9) Realizar respiração consciente em flutuação com o espaguete debaixo das axilas ou pescoço, aproximando o queixo do peito no momento da expiração, promovendo o alongamento da região cervical e da parte alta das costas.

21ª Aula

1) Alongamento.

2) Caminhar e correr (de frente, de lado, de costas, só com as pontas dos pés, só com os calcanhares) em círculo, alternando o sentido do deslocamento.

3) Báscula pélvica. Forma analítica: de pé, apoiando as costas contra a parede da piscina, joelhos ligeiramente flexionados e pés separados na distância dos ombros. Inspirar, e ao soltar o ar e fazer a introversão da pelve aproximando a região lombar o máximo possível da parede.

4) Em duplas, substituir o contato com a parede pelas costas da colega, onde as duas realizam o exercício simultaneamente.

5) O próximo exercício será feito em trios; duas colegas fazem uma dupla, colocando costas com costas; a terceira colega coloca uma prancha entre as duas, na região lombar. Quando esteja colocada, com a dupla fazendo pressão sobre a prancha, a terceira tenta retirá-la.

6) Com caneleiras flutuantes e *Aquadisc* (modelo de halteres com forma circular); perna direita e braço esquerdo à frente, e perna esquerda e braço direito atrás; a aluna realizará a troca de posição dos membros superiores e inferiores. Pode-se iniciar apenas com o movimento de braços, depois as pernas de maneira isolada, e então associar ambos (Figura 31).

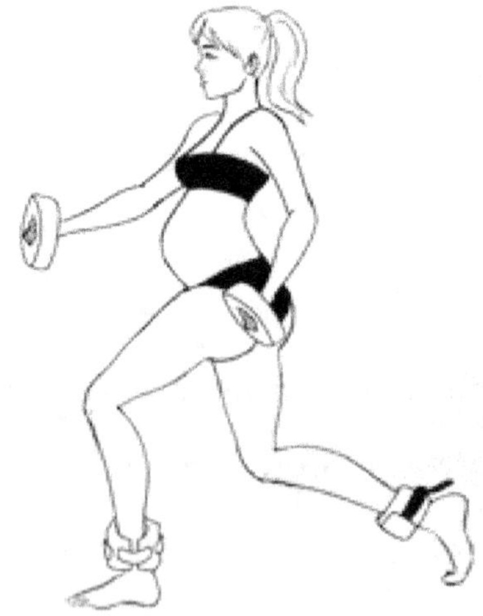

Figura 31.

7) Realizar elevação lateral de perna e abertura do braço do mesmo lado simultaneamente; Como no exercício anterior, pode-se começar pelos braços, depois pernas, e só então unir os dois movimentos; O uso de material auxiliar, como caneleira e *Aquadisc* incrementa a exigência física (Figura 32).

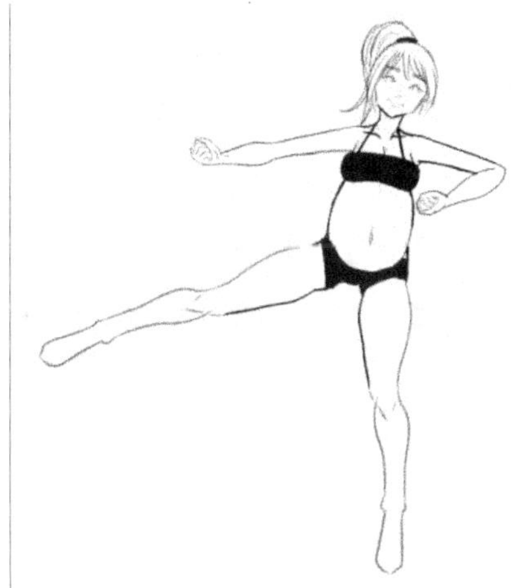

Figura 32.

8) Levar o calcanhar em direção à pelve ao mesmo tempo em que aproxima a mão do lado contrário dele. Igualmente, pode ser utilizada a caneleira e o *Aquadisc* ou halteres flutuantes (Figura 33).

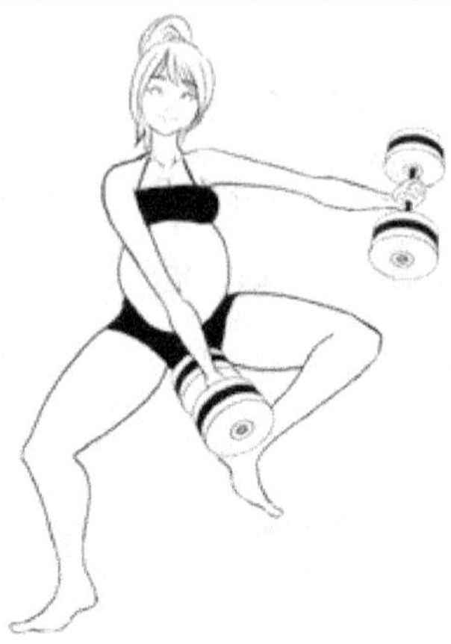

Figura 33.

9) Báscula pélvica na parede da piscina, associando a anteroversão com a fase de espiração.

22ª Aula

1) Alongamento.

2) Caminhar: para frente; para trás; de lado; acelerado (trote); chutando a superfície da água; abraçando um joelho de cada vez; com a pranchinha equilibrada sobre a cabeça.

3) Com as costas na parede da piscina, realizar introversão/retroversão pélvica, associando o segundo movimento com a expiração.

4) Fazer círculos com os ombros, para frente e para trás.

5) Flexão de braços com as mãos apoiadas no borde da piscina.

6) Costas na parede da piscina, braços apoiados no borde, as duas pernas juntas, elevá-las cada vez para um lado, estimulando a musculatura abdominal oblíqua.

7) De pé, um pé firmemente apoiado no fundo da piscina, o outro pisando sobre um espaguete, mãos segurando o espaguete pelas extremidades. A perna que faz apoio sobre o espaguete realizará movimentos de elevação e descida de joelho.

8) De pé, mãos segurando o espaguete pelas extremidades, passar por encima do material com uma perna de cada vez, alternando a que passa primeiro. Tentar no sentido inverso (de trás para frente), e também, passar as duas pernas ao mesmo tempo ("pular corda").

9) Massagem em duplas: divididas em duplas, uma massageará a região entre ombros e pescoço da colega; depois se invertem os papéis.

23ª Aula

1) Alongamento.

2) "Dança do Ventre" (ver item 6.2)

Trazer a Dança do Ventre para as aulas de gestantes na piscina começa por cumprir com a fase de aquecimento, visto que utiliza diversos seguimentos corporais e aumenta a frequência cardiorrespiratória. Continua ao ser um exercício que promove grande trabalho de mobilidade das articulações envolvidas na gestação e parto. E ainda promove uma conexão da mulher com ela mesma, além da maternidade, fato importante para a manutenção da autoestima da futura mamãe. Sem mencionar que a atividade resulta muito divertida, tendo excelente aceitação por parte das alunas. Recomenda-se o uso de música característica desta modalidade.

3) Com as costas na parede da piscina, realizar introversão/retroversão pélvica. No momento da retroversão, contrair os músculos abdominais e as nádegas, e manter o contato das lombares com a parede da piscina (ou a maior aproximação possível) por dez segundos.

4) Com as mãos apoiadas no borde da piscina, um pé apoiado no fundo da piscina com o joelho relaxado, e a outra perna flexionada em 90° com a coxa. Esta perna se movimentará para cima/frente e para baixo/trás.

5) Crucifixo com pranchinhas: pés separados, joelhos relaxados, uma pranchinha em cada mão; como a intenção é trabalhar a musculatura peitoral, as pranchas se unem na frente do corpo

realizando o trajeto por dentro da água e voltam à posição de início por fora; desejando trabalhar a musculatura dorsal, pode-se fazer o contrário, ou ainda, aumentar a intensidade fazendo o caminho de ida e volta por dentro da água.

6) Pés separados, joelhos relaxados, as duas mãos seguram uma pranchinha na frente do peito; tal como no exercício anterior, desejando apenas o trabalho da musculatura peitoral, o movimento deve ser de remada: afasta a prancha por fora da água e a aproxima do corpo por dentro da água; o foco na musculatura dorsal exige o movimento em sentido contrário; e ainda, um exercício mais intenso fazendo a aproximação e o afastamento da prancha por dentro da água.

7) Na mesma posição do exercício anterior segurar a prancha na frente do peito paralelamente ao fundo da piscina; realizar movimentos em direção ao fundo e à superfície alternadamente.

8) Ainda na posição anteriormente descrita, abraçando a prancha na frente do peito realizar rotações de tronco para ambos os lados.

9) Agora com os cotovelos grudados na cintura e a prancha paralela ao solo. O movimento é de estender o cotovelo e retornar lentamente à posição de 90° entre braço e antebraço, ativando a musculatura do tríceps.

10) Segurando a prancha com os braços em extensão, descê-la e subi-la.

11) Alongamento.

24ª Aula

Piscina Grande

1) Alongamento.

2) Exercícios com pato de pato (nadadeira); lembrando que todo material novo e/ou diferente é um estímulo para a maioria das alunas; se possível, dado a extensa experiência já adquirida pela futura mamãe no ambiente aquático, a proposta é a realização de 6 piscinas (25 metros) de nado de costas completo, mais, 4 piscinas de pernada de costas. Novamente se chama a atenção para o nível de auto segurança, habilidade e condicionamento físico da aluna, e da necessidade de adaptar esta proposta a estes aspectos.

3) Em flutuação vertical ou horizontal; com ou sem material auxiliar para flutuação; a aluna deverá agrupar-se em flexão juntando as mãos atrás das coxas, conscientizando-se dos movimentos da pelve.

4) Sentada sobre uma pranchinha em flutuação vertical, com um espaguete apoiado abaixo dos braços e tocando as costas, a aluna deve tentar girar a pelve e as pernas para a direita e esquerda; se a

aluna não se sentir cômoda ou com falta de confiança, ela pode realizar o exercício com as mãos apoiadas no borde da piscina.

5) Com as pernas sobre o borde da piscina, a pelve tocando a parede da piscina e o tronco e os braços em extensão sobre a superfície da água, realizar anteroversão e retroversão pélvica.

6) Mantendo a posição anterior, realizar inclinações laterais de tronco, partindo o movimento da cintura.

7) Relaxamento região lombar: apoiando as costas na parede da piscina, e segurando no borde ou com os braços apoiados sobre ele, flexionar as pernas e realizar movimentos circulares com os joelhos.

8) Em flutuação dorsal com o espaguete debaixo do pescoço ou das axilas, flexionar joelhos sobre o peito e manter a posição por 10 segundos.

9) Alongamento.

25ª Aula

1) Alongamento.

2) Caminhar mantendo uma bola entre os joelhos; agora segurando a bola entre o queixo e o peito.

3) Com as costas apoiadas na parede da piscina; pés apoiados no fundo a aproximadamente trinta centímetros da parede; realizar introversão e retroversão pélvica.

4) Mantendo a posição inicial anteriormente descrita; realizar respiração diafragmática, inspirando profundamente e expirando dentro da água, fazendo a flexão de tronco.

5) De lado para a parede da piscina, segurando com uma mão no borde; caneleira flutuante nos tornozelos; deixar que a água suba lentamente a perna e descê-la com velocidade; realizar o exercício uma vez com cada perna; (esta atividade promove o trabalho dos músculos glúteo maior e izquiotibiais).

6) Partindo da posição anterior, realizar movimento de pedalar; primeiro com uma perna, depois com a outra.

7) Ainda na posição lateral em relação à borda da piscina, manter uma perna estendida em 90° em relação a outra. Com movimento a partir do joelho, mantendo a coxa paralela ao fundo da piscina, flexionar e voltar a estender a perna.

8) Dando sequência ao exercício anterior, agora a perna fará movimentos ascendentes e descentes mantendo a extensão.

9) De pé, pernas separadas, abdome contraído, e halteres flutuantes nas mãos; braços em extensão aos lados do corpo; realizando o movimento partindo do cotovelo, as mãos sobem em direção à superfície e descem em seguida.

10) Com caneleiras e halteres, adotar posição de flutuação ventral, com os braços abertos em crucifixo; o movimento consta de juntar os halteres na frente do peito, mantendo extensão de cotovelos.

11) Passando para flutuação dorsal, a aluna irá associar a prática respiratória, de 4 em 4 tempos, com a contração do assoalha pélvico na fase expiratória, e seu relaxamento na fase inspiratória.

26ª Aula

Piscina Grande e Pequena

1) Alongamento.

2) Começando a aula na piscina grande, o primeiro exercício será a pernada de peito em posição dorsal, cuidando de elevar os joelhos para corrigir a postura.

3) Pernada lateral de crawl, com um movimento exagerado, mudando de lado a cada 6 ou 8 pernadas.

4) Pernada de costas abraçando uma bola; depois, associar a pernada a pressão da bola entre as mãos; e então, mantendo a bola entre os joelhos.

5) Com as costas apoiadas na parede da piscina e segurando no borde, elevar uma perna mantendo os ombros "grudados" na parede; tocar com o pé na parede do lado oposto ao da perna que se

está trabalhando, na altura do joelho; retornar lentamente à posição inicial e repetir do outro lado.

6) Em flutuação vertical, espaguete debaixo dos braços, solas dos pés unidas mantendo as pernas em posição de rã. Separar as pernas lateralmente, fazendo uma abertura, e retorna à posição inicial.

7) Ainda em flutuação vertical, mas agora com pernas flexionadas em 90° com as coxas, e estas, em 90° com o abdome; mantendo a posição das pernas, separar e unir joelhos.

8) Alongamento/relaxação na piscina pequena com alongamento de pescoço em duplas, se possível, sentadas nos degraus de entrada à piscina.

27ª Aula

1) Alongamento.

2) Basquetebol.

3) Em posição de pé, perna de apoio em ligeira flexão, mãos na cintura ou braços auxiliando no equilíbrio; bola atrás do joelho prensado entre a perna e a coxa; elevar o joelho X empurrar com a sola do pé para trás.

4) Inclinações laterais de tronco.

5) De pé; pés separados; segurando um espaguete em frete ao corpo com as palmas das mãos para baixo; realizar flexão e extensão de cotovelos; depois, repetir o exercício com as palmas das mãos para cima (Figura 34).

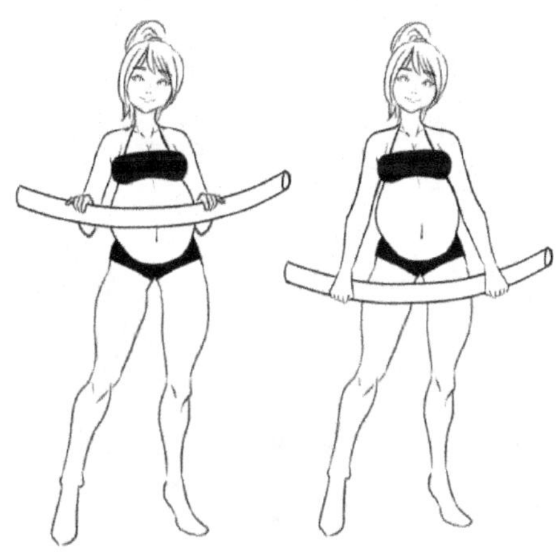

Figura 34.

6) Trocando o espaguete pela barra flutuante; deslizar a barra a frente ao mesmo em que eleva uma das pernas atrás, subindo uma de cada vez (Figura 35).

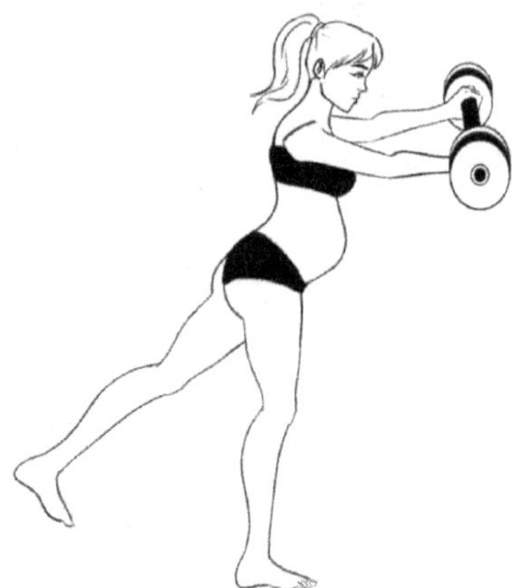

Figura 35.

7) Perna direita à frente em flexão e perna esquerda atrás em extensão (calcanhares bem apoiados); halteres nas mãos com as palmas para baixo; realizar flexão de braços levando os cotovelos para trás; o movimento pode ser simultâneo nos braços ou alternado; pode ainda, ser associada da troca de posição das pernas (Figura 36).

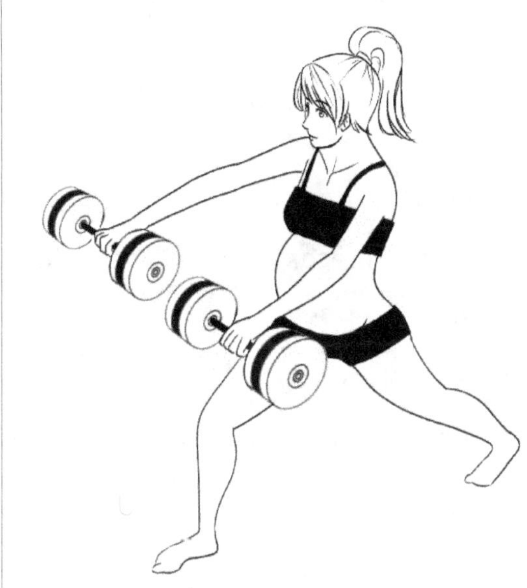

Figura 36.

8) Báscula pélvica e exercício de conscientização de assoalho pélvico (ver Capítulo II).

28ª Aula

1) Alongamento.

2) Vôlei. De preferência com o uso da rede para aumentar o atrativo da atividade. Pode-se ainda usar a *Fitball* (bola de Pilates) para aumentar o caráter recreativo da atividade.

3) De pé, elevar um joelho de cada vez mantendo a posição por dez segundo.

4) Elevar e abraçar os dois joelhos ao mesmo tempo.

5) Agachamento com os pés afastados em dupla distância de ombros.

6) Afundo (para descrição, ver 6ª aula).

7) Com um espaguete debaixo dos braços e em flutuação, flexionar os joelhos na direção do peito.

8) Flexão de braços no borde da piscina.

9) Alongamento de braços sentadas em flutuação em uma pranchinha.

Capítulo 6: Aulas Diferenciadas

A proposta pedagógica destas aulas tem a corporeidade e a motricidade humana como fator fundamental, ao igual que as outras aulas, porém, por meio de atividades diferenciadas, seja por tratar-se do período final da gestação, por incluir o papai ou um acompanhante na aula, ou por propor uma prática pouco habitual no ambiente aquático.

Possuem como objetivo a reafirmação da capacidade adaptativa da atividade em função do período gestacional, e a motivação para a prática das atividades aquáticas, ampliando suas possibilidades e trazendo vivências lúdicas e significativas, enfatizando o prazer pela prática.

6.1. Exercícios para os Últimos Dias de Gestação

Para os últimos dias de gestação, durante os quais a mulher não esteja mais vindo às aulas na piscina, o professor pode passar à aluna uma tabela de exercícios, para que ela siga se exercitando na sua casa.

Esta tabela pode estar composta de exercícios de alongamento e de fortalecimento, lembrando a aluna que é importante ouvir e respeitar o corpo. Se algum dia ela não tiver disposição para realizar os exercícios de fortalecimento, bastará com realizar os de alonga-mento e de relaxação.

Para fortalecimento, se sugere indicar de três a cinco exercí-cios, direcionados à musculatura abdominal (principalmente obliqua) e lombo dorsal; que podem ser realizados 2 vezes por se-mana, em 4 séries de 8 repetições cada, descansando o tempo que seja necessário entre uma série e outra.

Os exercícios de alongamento se indica que sejam feitos ao me-nos 3 vezes por semana, podendo ser executados todos os dias, mantendo-se cada postura de 20 a 60 segundos. A mudança de uma posição a outra ser suave.

Outras informações interessantes de serem repassadas para a aluna no momento da despedida são: exercícios de fortalecimento do assoalho pélvico (que se deve iniciar a praticar depois do parto); exercícios de relaxação; e também, alguns exercícios para experi-mentar com o bebê nos seus primeiros contatos com a água, na banheira do banho, sendo este um estímulo importante e praze-roso ao bebê, e um incentivo à mãe de vir a oferecer esta atividade ao seu bebê em um grupo orientado. Pode-se encontrar um exem-plo destas sugestões nos anexos.

Deixar um meio de contato, como telefone e e-mail, para que a aluna possa se comunicar no caso de ter dúvidas, solicitar orientações, ou compartilhar fotografias do recém-nascido, gera confiança e conforto para a mamãe, e contribui positivamente no desenvolvimento das atividades com as alunas que permanecem na turma.

6.2. Dança do Ventre como ajuda durante a gestação e o parto

A Dança do Ventre é uma das mais antigas formas de dança. Inicialmente teve caráter ritualista, sendo utilizada como parte de cerimônias religiosas, atos de adoração e de maternidade. A proposta desta atividade é voltar à sabedoria da antiguidade e da experiência. Ademais, a investigação demonstra que é importante fortalecer os músculos da pelve e do abdome para que seja realizado um trabalho de parto com sucesso, e para ter uma rápida recuperação do mesmo (CALAIS-GERMAIN, 2012; BARACHO, 2012; ANDREZO JUNIOR; BRAUNS, 2013).

A Dança do Ventre dá a oportunidade de utilizar músculos que tal vez nunca antes haviam sido utilizados de forma consciente, e de aprender a se concentrar apenas naqueles que se desejam ativar, enquanto relaxa o restante do corpo.

De maneira que, são exercícios divertidos e que trazem muitos benefícios para quem pratica, ademais de, na gestante, embalar o bebê enquanto ela pratica, auxiliando-o no processo de encaixe na pelve.

Embora a especificidade da atividade possa limitar o profissional a fazer uso dela, merece a pena o esforço de ensinar às alunas alguns movimentos. Esforço este, que somado ao bom humor, resultará em aulas diferentes, agradáveis e divertidas para todo o grupo.

Orientações:

Para todos os movimentos, se parte da posição básica: pés separados na distância dos quadris (podendo aumentar esta distância em função do conforto da futura mamãe); joelhos relaxados (eliminando a extensão completa); ombros abaixo, longe das orelhas; e pescoço alongado, levando o alto da cabeça em direção ao teto.

6.2.1. Movimentos Básicos

1) Tentar mover a parte inferior do tronco para um lado e outro, mantendo a parte superior imóvel. Atenção: o movimento não sai dos joelhos, e sim, da lateral do tronco, ativando os músculos abdominais oblíquos. As primeiras tentativas de execução do movimento

podem ser feitas com as mãos apoiadas na parede, no borde da piscina ou na barra para facilitar a imobilização da parte superior do tronco.

2) O segundo movimento sugerido é semelhante ao anterior, mas desta vez a aluna vai imobilizar a parte inferior do tronco, e realizará os movimentos com a parte superior do mesmo, podendo utilizar-se de contração glútea para facilitar a execução.

3) Encaixe-desencaixe pélvico, com movimentos bem marcados, sem mover os joelhos (é a báscula pélvica acentuada e rítmica).

4) Semelhante ao anterior, mas utilizando a parte superior do tronco, este movimento de peito para cima e para baixo será realizado mantendo a contração glútea, e mobilizando a coluna na parte em que é tocada pelo sutiã, levando assim, o peito para cima-frente e para baixo-atrás, sem mover a pelve.

5) Tentando concentrar o movimento na cintura, realizar giros com a pelve para ambos os lados; se possível, realizar o giro contraindo e relaxando o abdome.

6) No clássico movimento da Dança do Ventre chamado "oito para trás", a aluna deve tentar fazer com a pelve um movimento que reproduza o símbolo de infinito (um oito deitado). Movimenta-se a pelve primeiro para a direita (como no primeiro exercício) e depois para trás, seguidamente repete os dois movimentos para o lado esquerdo, unindo os movimentos de ambos os lados.

7) No "oito para frente", o movimento é o mesmo do exercício anterior, mas em sentido contrário (depois de movimentar a pelve lateralmente ela é levada frente).

8) Para realizar o "camelo" a posição de início é a seguinte: pés paralelos, joelhos levemente flexionados. O movimento inicia no peito que se move para frente e para o alto; o peito vai retornando enquanto a barriga vai para frente, a barriga volta a contrair-se e se adianta a pelve; que retorna enquanto os joelhos vão ligeiramente para frente. O movimento finaliza com o bumbum indo para trás. Às vezes, facilita para a aluna explicar o movimento dizendo que se trata de desenhar um oito com o corpo todo.

9) Para fazer o camelo invertido se parte da mesma posição inicial anterior e se segue o caminho inverso: os joelhos se adiantam ligeiramente; voltam para trás enquanto a pelve se adianta; esta volta deixando que o abdômen vá para a frente; por último, este torna a se contrair, ao mesmo tempo em que o peito vai para cima-frente.

10) Batidas: joga-se as cadeiras para um lado e outro em movimentos fortes e rítmicos.

6.3. Proposta aquática para o Casal Grávido

> Uma aula com a participação dos pais, envolvendo-os, já que muitas vezes se sentem excluídos do processo gestacional, e cuja participação proporciona enorme satisfação à aluna.

Nesta aula o professor deve estar preparado para entrar na água por se algum papai não pode comparecer. Atento para que a proposta deve estender a companheira, tio/a, padrinho/madrinha, irmão/ã, amigo/a, enfim, quem queira ou possa acompanhar a gestante.

Sugestões de aula:

a) Aula A

1) Alongamentos em dupla. O foco da aula é, obviamente, a gestante, mas fica a critério do professor e da turma se o acompanhante também faz a aula. Por exemplo, nos alongamentos em que um alonga o outro, a turma decide se a gestante alonga e é alongada, ou se só recebe o estímulo para o alongamento.

1.1) Começaremos com um alongamento para a região cervical, onde o parceiro posiciona-se atrás dela, colocando a mão esquerda sobre seu ombro esquerdo, e a mão direita na lateral direita da sua cabeça; ao mesmo tempo em que pressiona suavemente com a mão direita, o parceiro empurra o ombro esquerdo para baixo (Figura 37).

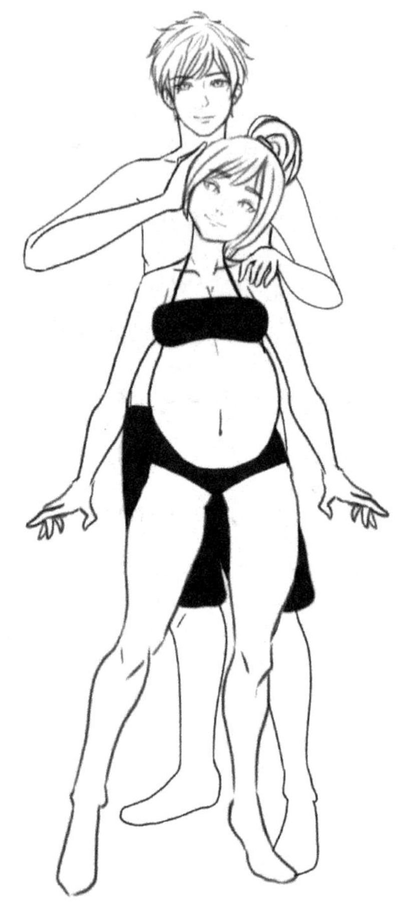

Figura 37.

1.2) Um de frente para o outro, a aluna dá seu pé direito para o parceiro, que o segurará com sua mão esquerda; por sua vez, ela segurará o pé direito do acompanhante; juntam, ainda, as mãos livres para auxiliar no equilíbrio (Figura 38).

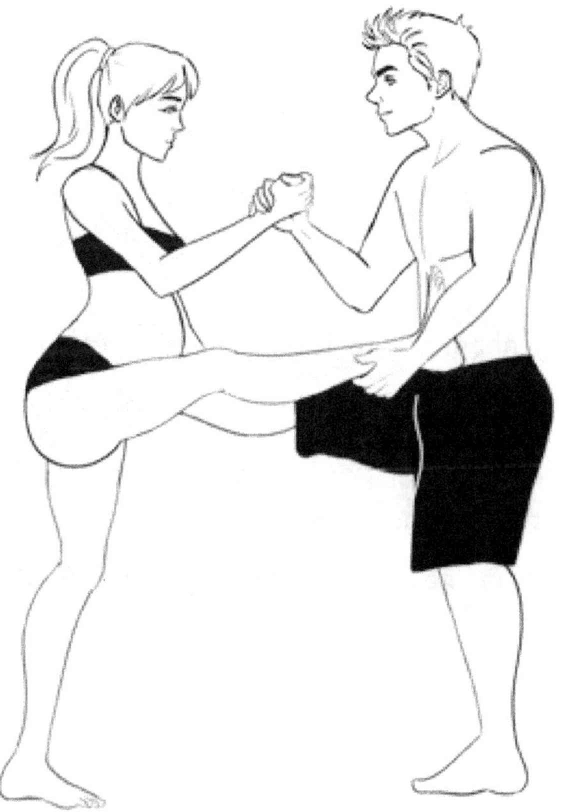

Figura 38.

1.3) Agora ela segura seu próprio pé direito, aproximando o calcanhar do bumbum; ao mesmo tempo em que ele segura seu pé esquerdo; a mão livre vai para o ombro do companheiro (Figura 39).

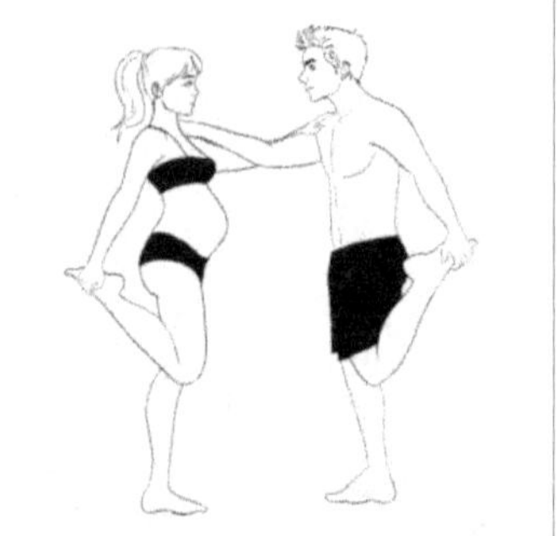

Figura 39.

1.4) O acompanhante se posiciona atrás da gestante, que abrirá os braços em crucifixo, com as palmas das mãos para frente na altura dos ombros; ele então, levará para trás os braços da mamãe, em uma amplitude que não impeça ela de manter o tronco erguido. Alertar ainda a não necessidade de atingir a amplitude máxima! (Figura 40).

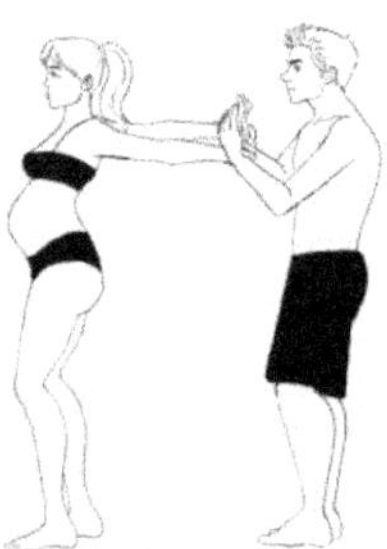

Figura 40.

1.5) Um ao lado do outro, virados em direções opostas e separados a uma distância aproximada de meio metro; unir os antebraços (dentro das possibilidades devido a diferença de altura); e tentar dar um passo à frente, intensificando o alongamento na musculatura peitoral (Figura 41).

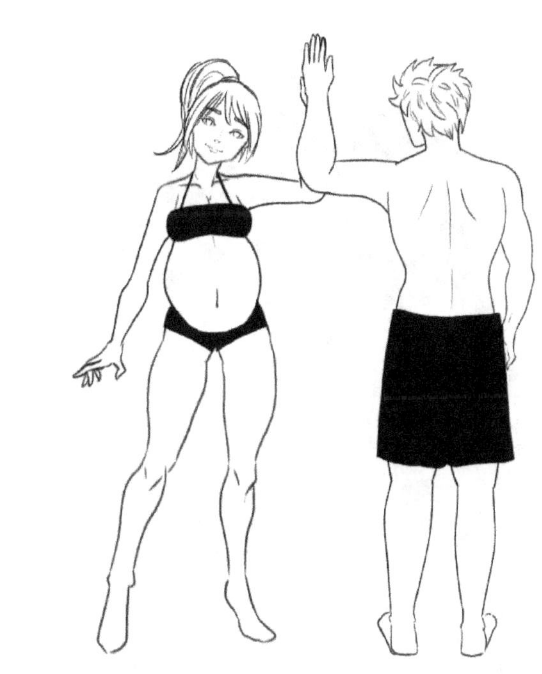

Figura 41.

1.6) A gestante se posiciona à frente do companheiro, colocando as mãos atrás da cabeça; ele então, leva os cotovelos dela para trás (Figura 42).

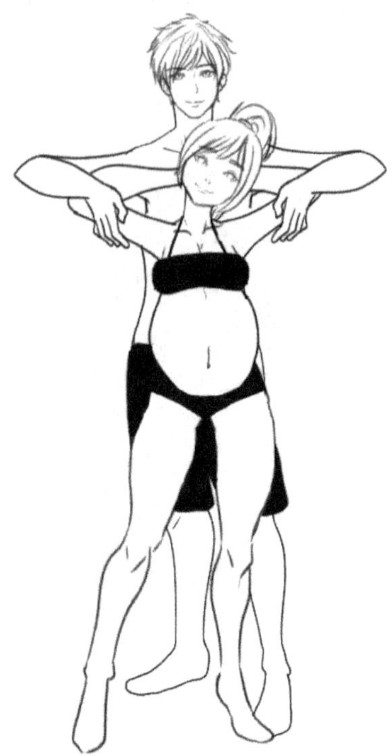

Figura 42.

2) Aquecimento: correr pelo espaço tentando cobrir todas as regiões possíveis da piscina; o companheiro se coloca na frente da gestante que o segue colocando as mãos nos seus ombros ou cintura; se quiser aumentar a intensidade se coloca a gestante na frente.

3) Todos os participantes da aula correm em círculo, incluído o acompanhante, como um mais do grupo, mudando o sentindo de

da corrida ao sinal (o professor avalia a quantidade de mudanças de direção em função das capacidades físicas do grupo).

4) Realização de um pequeno pulso apoiando as palmas das mãos nas do companheiro e tentando empurrá-lo.

5) Exercícios abdominais: o companheiro sustenta a gestante em decúbito supino colocando um braço por atrás das suas costas e o outro atrás dos seus joelhos. Ela executa as flexões de tronco acompanhadas da respiração;

6) Exercício de respiração (profunda, superficial, pelo nariz, pela boca, ...); o companheiro se situa atrás da gestante e a sustenta colocando as suas mãos sobre as costelas dela, justo debaixo do peito; ela realiza as respirações e ele informa e anima a realização do exercício.

7) Proposta de relaxamento para o casal grávido por Lópes-Villar e Acebo (2010): em duplas (com o papai ou acompanhante); ambos em uma posição cômoda; primeiro, o acompanhante observa o torso da gestante para tentar localizar onde se faz o maior movimento com a inspiração; depois, o acompanhante repousa a mão onde acredita ter visto o maior movimento; agora, simplesmente coloca a mão e transmite calor; então, o acompanhante pode se posicionar, por exemplo, atrás da gestante, colocando suas mãos no abdome dela, quem, tentará inspirar e direcionar o ar a esta

parte corporal; mesmo se repetirá com o peito, costelas e lombar; para finalizar, pode-se repetir o processo anterior enquanto o acompanhante realiza suaves massagens na gestante.

> → O professor comparte e ajuda na experiência.

b) Aula B

1) Alongamentos em dupla.

1.1) A gestante se posiciona na frente do companheiro e coloca as mãos na região dos rins, com os dedos apontando para baixo; ele então, irá aproximar os seus cotovelos, respeito a amplitude articular na aluna (Figura 43).

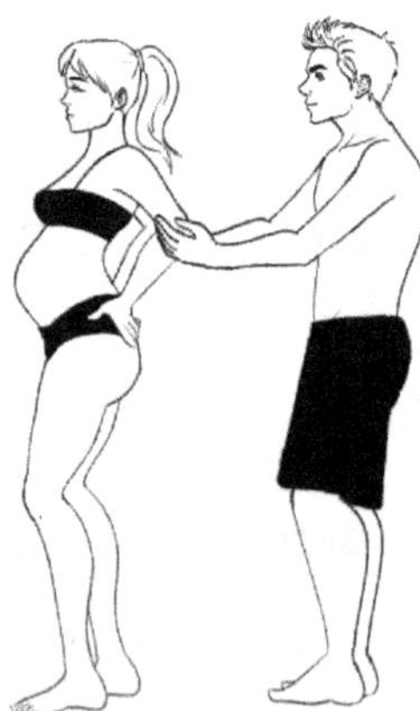

Figura 43.

1.2) Um de costas para o outro, unir as mãos e deixar o tronco pender à frente (Figura 44).

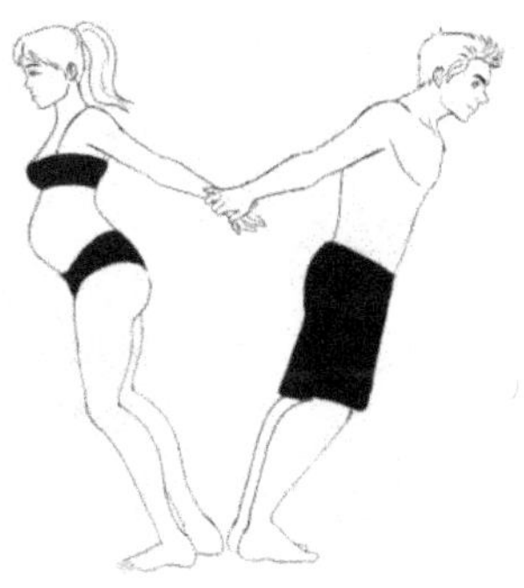

Figura 44.

1.3) Mantendo a posição anterior, tocar as costas e abrir os braços em crucifixo unindo as palmas das mãos. Manter a pelve em estabilidade e fazer uma rotação lateral com o tronco (Figura 45).

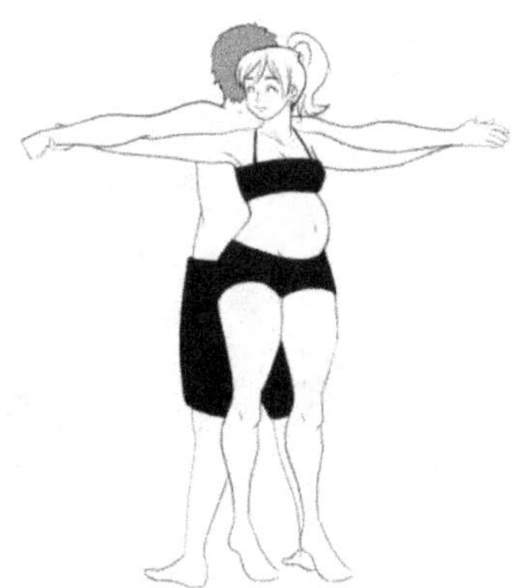

Figura 45.

1.4) Ainda costas com costas, cada um abraçará um joelho (Figura 46).

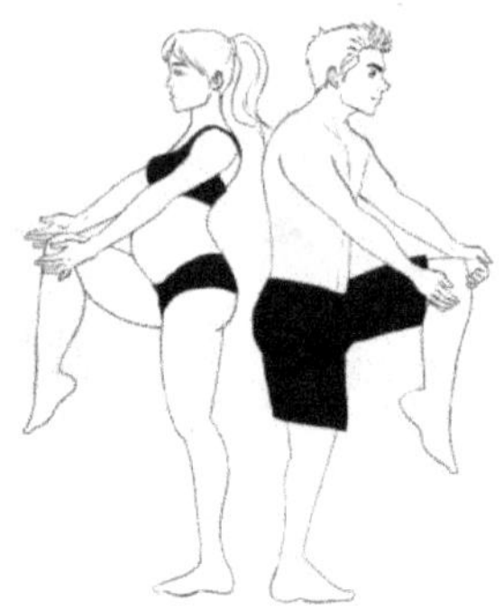

Figura 46.

1.5) Agora um ao lado do outro, ambos de frente para o mesmo lado, unir as mãos; com o braço de dentro apenas segurar a mão do companheiro; com o de fora, fazer uma inclinação fazendo com que o braço passe por cima da cabeça (Figura 47).

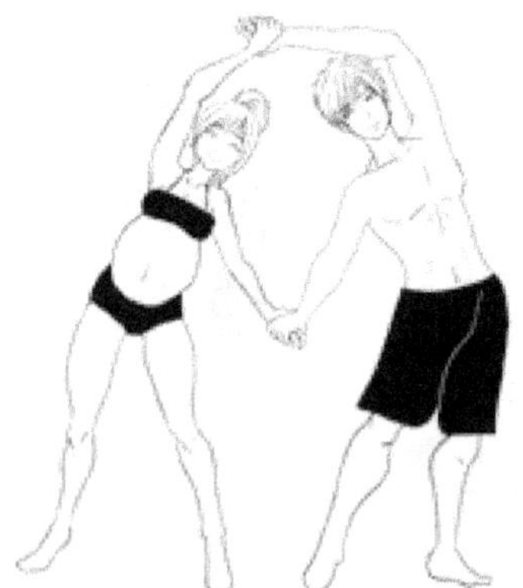

Figura 47.

1.6) Gestante na frente do seu companheiro; ele, colocará a mão direita sobre seu ombro direito, fazendo ligeira pressão para baixo; já a mão esquerda colocará na bochecha direita da gestante, fazendo suave tração para a esquerda (Figura 48).

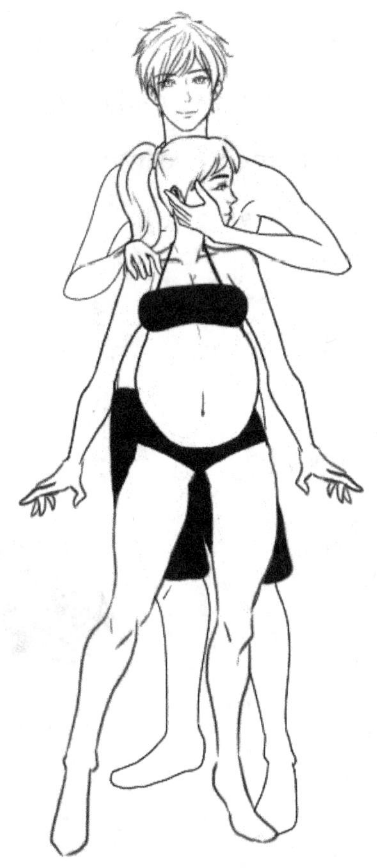

Figura 48.

2) Aquecimento com movimentos de ginástica aeróbica, em dupla.

3) Deslocamento em "cadeira de balanço" (com a pessoa sentada em uma prancha, movimentar-se para frente, e para trás, utilizando os braços. Pode-se estimular uma corrida entre a gestante e seu acompanhante.

4) Segurando uma ponta de espaguete com cada mão, passar as pernas por cima. Uma de cada vez, e depois juntas.

5) Um de frente para o outro, mãos dadas; levar um calcanhar em direção ao bumbum; para aumentar a intensidade, o exercício pode ser realizado com caneleira (Figura 49).

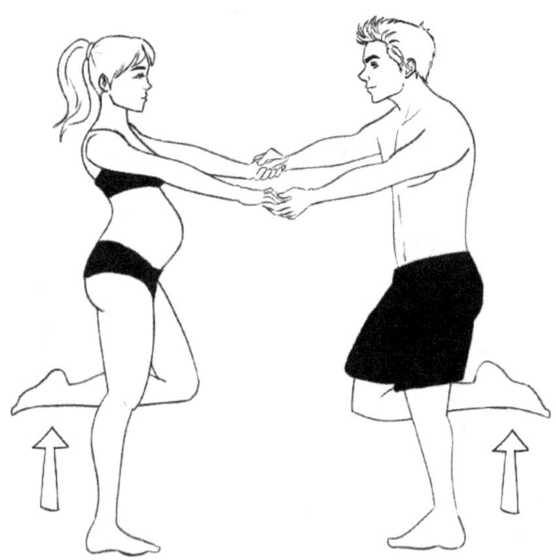

Figura 49.

6) Afundo: realização do exercício já descrito, com um de frente para o outro; palmas das mãos juntas; um com a perna direita na frente e a esquerda atrás, e o outro, o contrário (Figura 50).

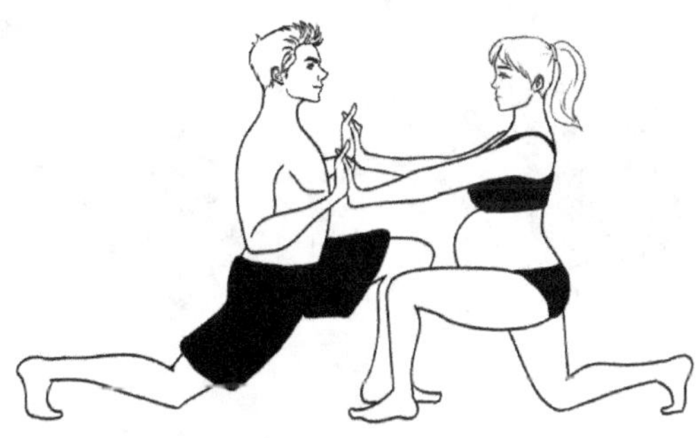

Figura 50.

7) Rotação de tronco: com as costas juntas; o exercício começa com a gestante segurando uma bola de borracha e, como os braços em extensão, fazendo uma rotação para a direita, quando passa a bola para o companheiro; ele recebe a bola e a devolve, também por sua direita para a gestante; depois inverte de lado (Figura 51).

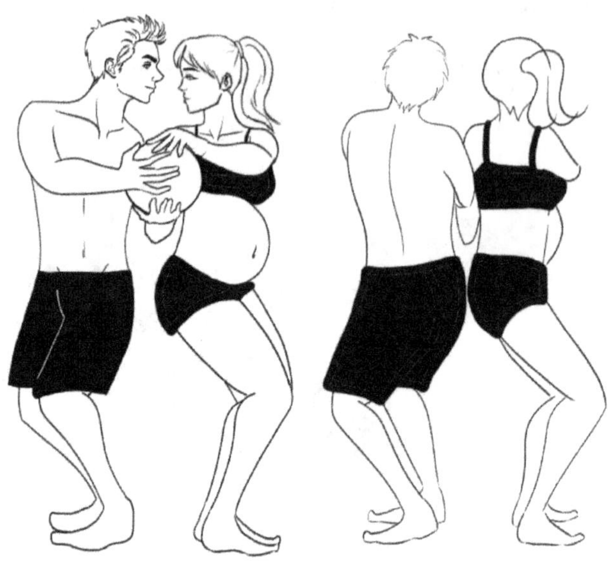

Figura 51.

8) Báscula pélvica na parede da piscina, prensando a mão do papai ou do colega, que também observará e motivará a correta respiração da mamãe (coordenar a introversão pélvica com a expiração).

9) Exercício de respiração (profunda, superficial, pelo nariz, pela boca, ...); o acompanhante se situa ao lado da gestante e a sustenta, auxiliando a flutuação, colocando uma mão debaixo do sacro e a outra na altura da T10 (mais ou menos no meio das costas) ou na

cabeça (em função da comodidade da gestante); enquanto ela realiza as respirações, ele terá uma conversa com o bebê! (As alunas ADORAM essa parte!).

10) Massagem em dupla: o casal ou dupla pode permanecer de pé, ou, havendo a disponibilidade, sentados na escada da piscina, onde o papai ou acompanhante massageará a futura mamãe.

Anexo 1

QUESTIONÁRIO DE INÍCIO NO CURSO DE ATIVIDADES AQUÁTICAS PARA GESTANTES

Conhecendo as particularidades que apresenta o período de gestação em todas as mulheres e o individual que podem chegar a ser as adaptações do corpo de cada uma, solicito o preenchimento deste questionário, que tem como finalidade reunir informações que facilitarão te oferecer um programa de atividades aquáticas o mais adequado possível ás tuas características pessoais neste período tão especial.

Nome completo:

Data de nascimento: Idade:

Telefone:

E-mail:

foto

Que número de gestação é?

As gestações anteriores ocorreram com normalidade?

o Sim   o Não

Se não, que tipo de complicação/ões se apresentaram?

E os partos anteriores, aconteceram com normalidade?

o Sim   o Não

Se não, que tipo de complicação/ões se apresentaram?

De quantas semanas de gestação você está?

O bebê é

o Menino   o Menina

Na gestação atual você sentiu algum tipo de incômodo? (Dores nas costas, fatiga, náuseas, irregularidades digestivas - prisão de ventre, incontinência urinária, ... - ou outros).

o Sim   o Não

Se a resposta for afirmativa, poderia especificar qual(is)?

Você praticava algum tipo de atividade física ou esportiva antes de engravidar?

o Sim   o Não

Se a resposta é afirmativa, qual/is?

Quanto tempo por semana?

E ao dia?

Sabe nadar?   o Sim   o Não

Qual é o motivo pelo qual decidiu entrar neste programa de atividades aquáticas?

o Recomendação do médico;

o Benefícios que pode aportar para tua saúde e a do teu bebê;

o Outros (especifique quais):

Como soube da existência do programa?

O que você mais gosta da piscina e o que menos?

Como você se encontra atualmente?

Tem alguma necessidade ou característica especial que necessita ser atendida?

Observações (ou algo que você gostaria ou acredita ser importante comentar):

Em uma tentativa de envolver aos demais profissionais dedicados ao teu cuidado, sugiro que você comunique ao teu ginecologista a participação neste programa de exercício físico, e solicite um justificante médico onde conste que você se encontra em perfeito estado de saúde e apta para o exercício físico controlado.

Data:

Assinatura:

Anexo 2

EXERCÍCIOS PARA O ASSOALHO PÉLVICO

O assoalho pélvico é uma região de pequeno tamanho, mas implicada em múltiplas e complexas funções, como a atividade sexual, a gestação e o parto e a micção e a defecação. Sua musculatura se dispõem em dois níveis, um, superficial e outro profundo, que de maneira global, têm a missão de sustentar as vísceras da pelve – bexiga, útero e reto -, e nos músculos que correspondem aos orifícios (os esfíncteres da uretra e do ânus, os músculos do reto, e os músculos que fazem os pilares da vagina).

Entre os benefícios da prática de exercícios para o fortalecimento destes músculos está o aumento da consciência corporal da mulher, a manutenção da correta resposta fisiológica de retenção e expulsão de fluxos, e a melhoria da vida sexual.

Os exercícios são muito eficazes se praticados com regularidade.

A maior dificuldade está na tomada de consciência e localização dos três diferentes orifícios (ânus, vagina e uretra). Quando se consiga, o trabalho muscular realizado incidirá no objetivo, sem envolver outros músculos vizinhos, como os glúteos (maiores, mais fortes e mais fáceis de contrair).

1º Exercício

Sentada em uma cadeira com as mãos nos joelhos e os pés paralelos; inspirar contraindo os músculos da vagina, como se estivesse mantendo algo no seu interior, esperar trinta segundos e relaxar soltando o ar.

2º Exercício

De pé, contrair e relaxar a musculatura da vagina, como se estivesse pulsando.

3º Exercício

De pé, sentada ou deitada, imagine a vagina como um elevador que sobe quatro andares, e tente reproduzir o movimento, trabalhando com uma contração em quatro tempos, cada vez mais forte; e depois relaxe.

4º Exercício

Na posição que resulte mais cômoda, realizar três a quatro contrações vaginais rápidas, descansar entre 8 e 12 segundos, e depois contrair e manter a contração 8 segundos.

O ótimo é fazer os exercícios duas ou três vezes ao dia durante 10 minutos, mas podem ser feitos por tempo indeterminado, sem limite para a prática.

Você pode tentar associá-los a alguma atividade rotineira, como falar por telefone, dirigir, passar roupa, ..., assim, você incorpora a prática à sua vida sem necessidade de uma grande mudança.

Boa prática!

Anexo 3

A importância da relaxação no pós-parto

Nos momentos em que o bebê dorme ou é atendido por outras pessoas é importante que a mãe aproveite para relaxar e descansar, o que não quer dizer necessariamente dormir. Este aspecto deve ficar claro no casal para que o pai colabore convidando as visitas a respeitar os descansos da recém mamãe.

Para a relaxação é importante adotar uma posição cômoda, por exemplo, em decúbito ventral colocando um travesseiro ou almofada debaixo do ventre de forma que exerça uma ligeira pressão que facilite a recuperação da sua posição e tamanho anteriores a gestação.

As pautas a seguir serão pessoais, escolhidas entre aquelas aprendidas durante a gestação que a cada mulher resulte mais eficaz.

Outra forma de relaxar pode ser através de suaves massagens realizadas pelo papai que, ademais do efeito físico (de estimulação tátil), tem o valor da comunicação afetiva em um momento em que é fundamental realizar um reajuste a nova situação criada pela chegada do bebê. Este tipo de atenção dirigida exclusivamente à mulher ás vezes é esquecida por todo o entorno familiar, que volta todo ao recém-chegado, o que pode contribuir a desencadear a crise depressiva característica do pós-parto.

Anexo 4

Exercícios para começar a trabalhar a natação com o bebê em casa

Alguns pais e mães desejam iniciar seu bebê na prática da natação, mas como devem esperar até o sexto mês aproximadamente (quando o bebê alcança um peso que o permita manter sua temperatura corporal estável na água), podem começar realizando atividades preliminares na banheira, em casa, bastando esperar a cicatrização do coto umbilical (geralmente depois da terceira semana). A própria banheira do bebê pode servir para os primeiros estímulos, como:

1. Favorecer uma habituação ao meio aquático, como as sensações próprias do meio nos olhos e nas vias respiratórias;

2. Controlar a respiração na fase de expiração, realizando a imersão depois de um aviso (voz, pressão, assopro no rostinho do bebê);

3. Experimentar diferentes posicionamentos corporais (ventral, dorsal, lateral);

4. Propor a manipulação de objetos na água, introduzindo, por exemplo, brinquedos ao banho;

Havendo uma banheira familiar, se pode ainda estimular a flutuação autônoma a partir de controlar a respiração, e uma vez adquirido um controle postural dorsal, conseguir através do equilíbrio de pernas que o bebê permaneça sozinho, ou com uma pequena ajuda.

Os pais devem fazer da atividade aquática uma atividade lúdica. Isso se refere a que será positivo aprender a brincar com o meio e com o material recreativo. A voz, o olhar, e o contato serão os melhores meios para conseguir a disponibilidade corporal do bebê. Na banheira familiar, recomenda-se realizar as atividades em contato corpo a corpo com o bebê.

Referências Bibliográficas

ANDREZO JUNIOR, Luiz Gonzaga; BRAUNS, Ivone da Silva Diniz. Modalidades terapêuticas para recuperação da musculatura do assoalho pélvico da mulher. Nova Fisio, v. 16, n. 90, 2013. Disponível em: < https://www.novafisio.com.br/modalidades-terapeuticas-para-recuperacao-da-musculatura-do-assoalho-pelvico-da-mulher/>. Acesso em 14 abril 2020.

ARAÚJO, Luciane de Almeida; REIS, Adriana Teixeira. Enfermagem na prática materno-neonatal. Rio de Janeiro: Guanabara Koogan. 2012.

ARTAL, Raúl; O´TOOLE, Mary. Guidelines of the American College of Obstetricians and Gynecologists for exercise during pregnancy and the postpartum period. British Journal of Sports Medicine, v. 37, n. 1, p. 6-12, 2003.

BACHA, Clóvis Antônio; REZENDE, César Alencar de Lima. Puerpério fisiológico. In: Camargos, Aroldo Fernando e Melo, Victor Hugo de. Ginecologia ambulatorial. Coopmed, Belo Horizonte. 2001.

BALLONE, Geraldo. Depressão Pós-Parto. Disponível em: <www.psiqweb.med.br>. Acesso em 14 abril 2020.

BARACHO, Elza. Fisioterapia aplicada à saúde da mulher. 5. Ed. São Paulo: Guanabara Koogan. 2012.

BORG, Gunnar. Psychophysical bases of perceived exertion. Medicine & Science in Sports & Exercise, v. 14, n. 5, p. 377-381, 1982.

BUSS, Leo et al. Spontaneous abortion: a prospective cohort study of younger womenfrom the general population in Denmark. Validation, occurrence andrisk determinants. Acta Obstetricia et Gynecologica, v.85, p. 467-475, 2006.

CALAIS-GERMAIN, Blandine. Anatomia para el movimiento. El periné femenino y el parto: elementos de anatomía y bases de ejercicios. Barcelona: La Liebre de Marzo. 2012.

FORRESTER, Judy; ANRIG, Claudia. The prenatal and perinatal period. In.: Pediatric Chiropractic. Anrig C.A. e Plaugher, G. (Eds). Baltimore: Williams & Wilkins. 1998.

GOMES, Silvia. Abdominais na gestação: afinal, o que fazer? Disponível em: <http://pilatespaco.blogspot.com/2011/01/>. Acesso em 12 jan 2019.

GUYTON, Arthur; HALL, John Edward. Tratado de fisiología médica. 11. Ed. Rio de Janeiro: Elsevier. 2006.

HIGUTI, Priscilla de Cássia Lópes; CAPOCCI, Pollyana Oliveira. Depressão pós-parto. Revista de Enfermagem UNISA, v. 4, p. 46-50, 2003.

JUHL, Mette et al. Physical exercise during pregnancy and the risk of preterm birth: a study within the Danish national birth cohort. American Journal of Epidemiology, v. 167, n. 7, p. 859-866. 2008.

LEITE, Ana Crisitina da Nóbrega Marinho Torres; ARAÚJO, Kathlyn Komoly Barbosa Cavalcanti. Diástase dos retos abdominais em puérperas e sua relação com variáveis obstétricas. Fisioterapia em Movimento, v.25, n. 2, p. 389-397, 2012.

LÓPES-VILLAR, Cristina; ACEBO, Ainda Soraluce. Acompañamiento y parto activo. Palestra proferida nas Jornadas Universitarias Multidisciplinares para la Humanización del Parto. Universidade da Coruña. 2010.

MARTINS, Roseny Flávia; SILVA, João Luiz Pinto e. Prevalência de dores nas costas na gestação. Revista da Associação Médica Brasileira, v. 51, n. 3, p. 144-147, 2005.

MESQUITA, Luciana Aparecida; MACHADO, Antônio Vieira; ANDRADE, Angela Viegas. Fisioterapia para redução da diástase dos músculos retos abdominais no pós-parto. Revista Brasileira de Ginecologia e Obstetrícia, v. 21, n. 5, p. 267-272, 1999.

NASCIMENTO, Simony Lira do et al. Recomendações para a prática de exercício físico na gravidez: uma revisão crítica da literatura. Revista Brasileira de Ginecologia e Obstetrícia, v. 36, n. 9, p. 423-431, 2014.

NOBLE, Elizabeth. Essential exercises for the childbear-ing year. Boston: Houghton Mifflin Co. 1982.

PINHEIRO, Fabiano Aparecido; VIANA, Bruno; PIRES, Flávio Oliveira. Percepção subjetiva do esforço como marcadora da duração tolerável de exercício. Motricidade, v. 10, n. 2, p. 100-106, 2014.

REZENDE, Joffee Marcondes de. Síndrome de hipotensão supina da gravidez – resenha histórica. 2011. Disponível em: <http://www.jmrezende.com.br/hipotensaosupina.htm>. Acesso em 24 abril 2020.

SILVA, Catariny Barbosa; LEMOS, Andréa; OLIVEIRA, Belisa Duarte Ribeiro. A diástase do músculo reto abdominal interfere na prensa abdominal no período expulsivo do parto? Disponível em: <http//www.portalsaudebrasil.com/artigos/artpz1.pdf>. Acesso em: 12 jan 2019.

SILVEIRA, Lílian Cristina da; SEGRE, Conceição Aparecida de Mattos. Exercício físico durante a gestação e sua influência no tipo de parto. Einstein, v. 10, n. 4, p. 409-414, 2012.

SOBOTTA, Johannes. Atlas de Anatomia Humana. 23. Ed. São Paulo: Guanabara Koogan. 2013.

TESTUT, Jean Léo; LATARJET, André. Tratado de Anatomia Humana. Barcelona: Salvat. 1983.

WANG, Shu-Ming et al. Complementary and alternative medicine for low-back pain in pregnancy: a cross-sectional survey. The Journal of Alternative and Complementary Medicine, v. 11, n. 3, p. 459-464, 2005.

World Health Organization. Appropriate technology for birth. The Lancet, v. 326, n. 8452, p. 436-437, 1985.

World Health Organization. World health report 2005 - make every mother and child count. Geneva: WHO. 2005.

A autora:

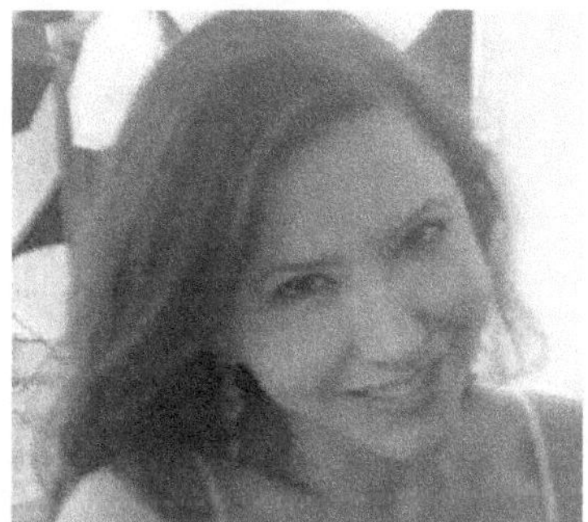

Doutora em Ciências da Atividade Física e do Esporte pela Universidade da Coruña (España), Especialista em Exercício e Qualidade de Vida pela Universidade Federal do Paraná - UFPR (Brasil), Licenciada em Educação Física pela UFPR.

www.ingramcontent.com/pod-product-compliance
Lightning Source LLC
Chambersburg PA
CBHW061803250726
48657CB00001B/262